改訂新版

緑内障の

これで失明は防げる

最新治療

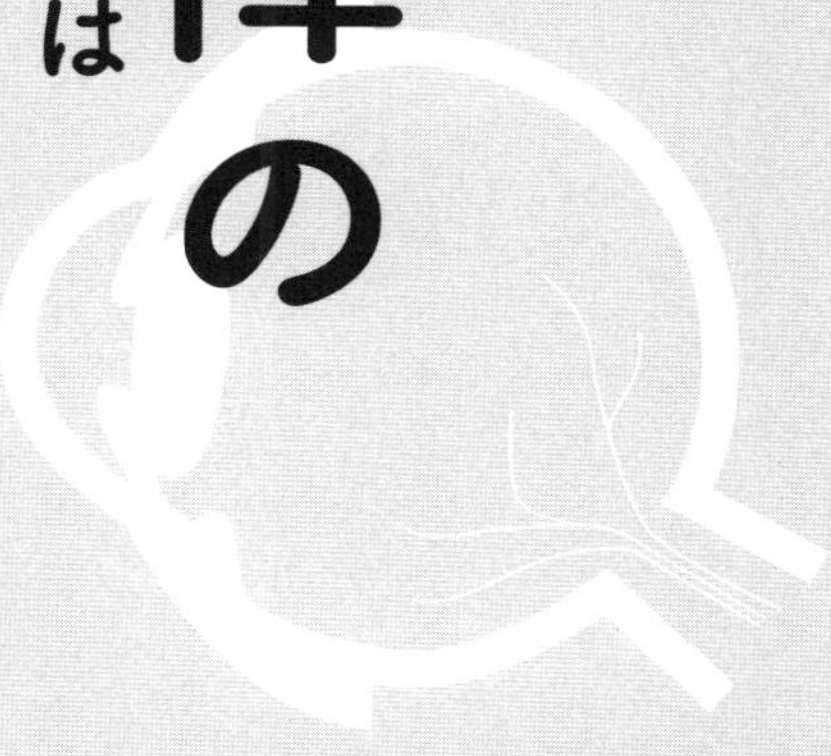

眼科専門医 平松類 著

二本松眼科病院副院長 植田俊彦 監修

時事通信社

はじめに

視力が下がったらどうなるでしょうか？
失明したらどうなるでしょうか？

食事をするときを想像してください。ぐつぐつという音を楽しみ、しょうゆのにおいを楽しみます。口の中にほおばると、じゅわっと大根から汁があふれる食感があり、だしの味が口のなかいっぱいに広がります。

いろいろな感覚で料理を楽しむことはできますが、目が見えればそれがおでんだとわかり、その照りつやを見て食事をより楽しむことができます。

「緑内障」

そういわれただけで、失明の恐怖と日々戦うことになります。周りの人は「そんなに心配しなくても」といいますが、なってみないと気持ちがわかりません。

私も自分の父親が緑内障になるまでは、患者さんの気持ちに寄り添っているようでいて不十分であったと思います。それだけ不安な病気であり、正確でわかりやすい情報も少ない病気です。

『緑内障の最新治療』は2014年に発刊した書籍です。当時として最新治療が載っており「本を読むことで手術を避けることができた」「医者の説明が足りなかったが理解できた」という感想をもらえました。

その後、多くの緑内障患者さんが全国から集まってきて、本音をさらに聞くことができました。

「医者はよいというが、よい気がしない」
「失明するのではないかと不安だ」
そんな気持ちがあるのです。

残念ながら多くの人が不安はあるけれども、それを解消できずに過ごしています。
しかし、あなたはこの本を手に取りました。それだけ積極的に情報を得ようというのは素晴らしいことであり、そういう方のほうが治療の反応がよいです。

この本を読み終えると「医者はなぜこんな大切なことを教えてくれなかったのだ」とびっくりするかもしれません。後で知ろうと思っても手遅れになってしまいます。ですから、今知って欲しいのです。そうすればこの本を手元に置いて、「そういえば、こういうことが書いてあったような…」と見返すことができます。

「この本を読むだけで99％失明を防ぐことができる」と言えます。

医者は「自分の説明はわかりやすい」と思っています。

しかし、父が緑内障になり、「自分の説明は思っていたほど伝わっていない」ということに気づきました。そうして治療を進めていく中には、「手術すべきと言われていた人が、病気について知るだけで手術する必要がなくなった人」がいました。

「視野が欠けて人生終わりだ」と思っていたのに、今では自分で買いものに行って仕事もしている人がいました。それほどに知ることは大切なのです。

特に今回は、書籍を改訂するにあたっていただいた意見を追加しました。例えば「緑内障」と診断されてもうダメだと思っていたら、目薬の調整だけで見やすくなった見逃されがちな病気。

どんどん見にくくなり「緑内障の悪化か」と思ったら、実は目薬の副作用だったこと、教えてくれない最新の医療機器など、多くの事実を追加しました。

本当に知ることは大切です。医者任せにして後悔する人生、知ることで安心して暮らせる人生、あなたはどっちの人生を選ぶでしょうか？

目次　緑内障の最新治療——これで失明は防げる

第1章　最新予防・最新治療があなたを救う

第2章　あなたの目はあなたが守る

第4章　あなたの治療効果を倍増させる目薬・最新治療

第5章　これを知らなきゃ後悔する──病院では聞けないこと

第6章　急に「手術しましょう」と言われたらどうしますか

装幀　鈴木美里
企画協力・イラスト　おかのきんや

第1章

最新予防・最新治療があなたを救う

見えているようで実は見えていない

真の知識は経験あるのみ

ヨハン・ゲーテ

あなたは「緑内障で見えない」という実感があるのでしょうか。

日本人の失明原因の1位は緑内障です。なぜでしょうか。それは病気にかかっているという「実感がわかない」ため手遅れになってしまうからです。


図1を見てください。

まず左目をつぶり右目で左にある●を見てください。

右に★がありますが、前後に本を近づけたり離したりして距離を変えてみてください。だいたい顔から20㎝離すと消えたように見える部分があります。これが盲点です。

盲点とは私たちすべてにある「見えていると思っているけれど実は見えていない場所」のことです。盲点という言葉を聞くと視界のなかで黒く見える部分のことかな？　と想像するかもしれません。しかし、黒くは見えないのです。

緑内障の方の顔の前に手をかざして「この視野の欠けた部分はどう見えますか」と聞くと「手のひらは見えるのだが指先だけがない！　そこがボーっとぼやけているような感じだ」とお話ししてくれます。

図1　盲点

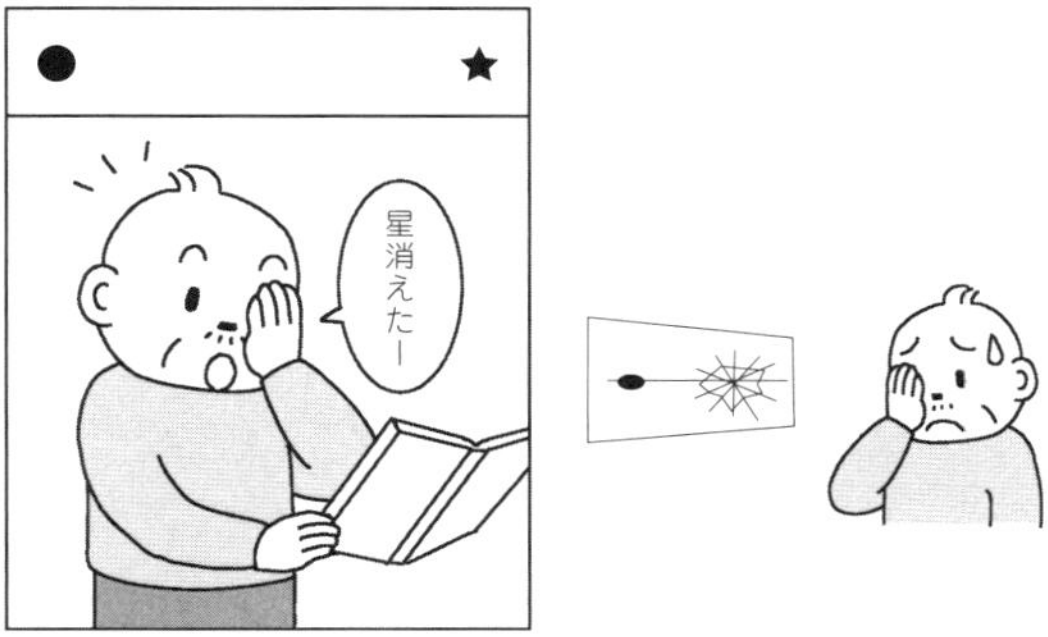

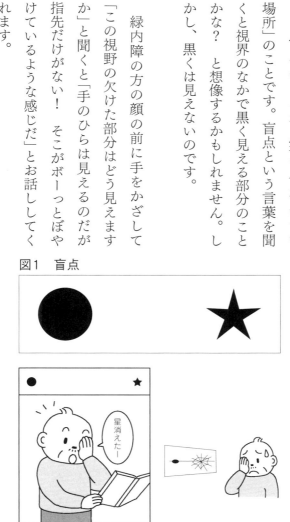

このように人は視野が多少欠けても脳が見えているように補ってくれています。最初はいいのですが、半分ほど欠けると、さすがに脳が補えなくなって気づきます。つまり「見えないな」と思ったときにはそれなりに病気が進んでいるのです。

「もっと早くに気づいていれば失明しなかった」ということを後から知ったらどう思うでしょうか。緑内障は「悪くなってから治療する」ことはできないのです。昔は治療法も予防法も限られていました。しかし、医療は圧倒的に進歩しています。特に緑内障の分野ではここ数年で大きな進歩がありました。

最新の情報が世の中に広まるには時間がかかります。医者はなかなかあなたにそれを伝えてはくれません。「あのとき知っていれば……」。たった一度の人生です。後悔したくないものです。

なぜ緑内障になったのか

知恵は恐怖にとっては解毒剤である

ラルフ・ワルド・エマーソン

失明を引き起こす病気は第1位が緑内障、第2位は糖尿病です。糖尿病から緑内障になることも多く、この二つは仲間です。特徴的なのは「病気の意味がわかりにくい」「痛くもかゆくも見づらくもなくてピンとこない」という点です。そして医者の説明はわかりにくい。

あなたは医者の説明を聞いてピンときたでしょうか。

「緑内障とは眼圧というものが影響して目の神経にダメージがくる。視神経のダメージによって視野が欠ける。それが進むと最終的に失明する病気です」

長いですよね。

一言でいえば、「きちんと治療しないと失明してしまう病気」です。

分けて考えてみましょう〈図2参照〉。

目の圧力＝眼圧　↓　神経のダメージ

神経のダメージ　↓　視野が欠ける

視野が欠ける　↓　失明

という三つの流れがあります。

なぜ緑内障になるかというのもわかりにくい。

「なんで私だけが緑内障になってしまうの？」と思ったことはないでしょうか。

図2　緑内障とは

緑内障

眼圧→神経→視野→失明

「緑内障《りょくないしょう》気質《きしつ》」という言葉があります。

「緑内障気質」とは緑内障になりやすい性格のことをいいます。細かいことにまで気を配り人に対する配慮がある性格です。言われたことはきっちりと守って、約束を守ります。そのため仕事で成功している人も多いです。一見すると素晴らしい性格です。

しかし裏返すと、細かいことを気にしすぎてしまい、気にしても仕方がないことまで気になってしまいます。人の気持ちを考えすぎてしまい、自分のことを優先できないことがあります。また、一回気になるとずっと気になってしまい、ストレスが非常にたまりやすい性格です。このストレスが緑内障によくないと言われています。

この緑内障気質というのは周りの人から見ると、とてもよい気質ですし、重宝されます。しかしひとたび緑内障という病気になると、この気質がさらに病気を悪くしてしまいます。楽観的に「大丈夫だ、どうにかなる」とは考えられず、悪いことを考えてしまうのです。非常に日本人的な考え方でもあります。
けれどもあなたの人生です。人に気兼ねしすぎて病気を悪くするのはつまりません。その点を考えていただければと思います。

70代の女性で緑内障の患者さんがいました。お嫁さんとの折り合いが悪く、頼りの息子さんもお嫁さん側についていて助けてくれません。以前は息子さんとお嫁さんが近くに住んでいて、定期的にお孫さんにも会っていたのですが、少しだけ離れたところに引っ越してしまいました。そのため孫にもなかなか会わせてもらえません。お嫁さんに会うと文句ばかり言われてしまいます。

「失明しても面倒はみないよ」と冷たい言葉をお嫁さんに言われてしまうのです。
けれどもその方は「不満はあるけれど息子が選んだ嫁だから仕方がない」と我慢されていました。そんななか、緑内障の状態が悪くなりそろそろ手術も検討しようかとお話ししておりました。

息子さんやお嫁さんも診察に来てくださり、病気について詳しくお話ししました。

そうすると、どうしたことか状態がよくなり、手術の必要がなくなったのです。

何が起こったのか聞いてみました。

私が説明した後、ご家族でいろいろと話し合ったそうです。お嫁さんは「このまま仲よくすると、将来介護までお願いされそうで怖かった」と話してくれたということです。知り合いに失明した人がいて、その家族がその人を介護する様子を見て、大変だから、あてにされないように必死にやっていたということです。息子さんはてっきりお嫁さんがお母さんのことを嫌っているのかと思っていましたが、実はそうではなかったのです。

その方はかなりしっかりされた方でした。蓄えも十分あり、また人望もあるため近所の方のサポートも期待できる方でした。将来入る施設などもすでに目星がついており、むしろ「息子夫婦には世話になりたくない」というお気持ちでした。

今回の病気のことをきっかけに、それぞれが言えなかったことを正直に言い合えたのでした。そうすることでみんなのなかのわだかまりが取れたということです。最近ではお孫さんともよく会っているし、お嫁さんが忙しいときはお孫さんの面倒を見てあげているということです。

ストレスは人間によくないのだなとつくづく考えさせられた出来事でした。

しかし、私やあなたの主治医があなたの家庭に入ってストレスを消すことはできません。それができるのはあなただけであることをわかってほしいのです。

それ以外に緑内障になる原因としては、近視や遺伝、目のケガ（打撲）、糖尿病、年齢などがあります。

近視——近視がある人のほうが緑内障になりやすいです。近視は近くを見ているとなりやすい。つまり、近くを見ていたことが緑内障につながったのかもしれません。

遺伝——家族が緑内障だとあなたもなりやすいです。

目の打撲――目をぶつけたことが原因でなることがあります。
糖尿病――糖尿病を原因として緑内障になることがあります。
年齢――40歳以上で20人に1人、70歳以上で10人に1人は緑内障になります。

後悔したくないあなた・不安なあなたへ

医者を本当に信頼することができないのに、
しかも医者なしではやっていけないところに
人間の大きな悩みがあります

ヨハン・ゲーテ

緑内障は「絶対に失明する病気」ではありません。「きちんと治療しないと失明してしまう病気」なのです。ではあなたの主治医は信頼できるのでしょうか。医者任せにして大丈夫なのでしょうか。

70代の女性は片目が見えなくなり、医者に「もう両目とも手の施しようがない」と言われた、とおっしゃって娘さんに連れられていらっしゃいました。ご本人は何も言わず、これまで医者の言うとおりにしてきたということです。私の診察のときも終始申し訳なさそうにされていました。娘さんが積極的に話してくれました。これまで、お母さんの状態がここまで悪いことを知らなかったということです。親をそこまでほっておいた自分にも責任を感じてしまっているようでした。

お母さんは目薬を一生懸命にさして医者の言うことを守っていたようです。おっしゃるとおり片目は全く見えない状態でした。もう片方の目も0・1程度の視力です。片方の目を手術して何とか現状維持をはかることになりました。

残念ながらあなたの人生をすべて医者に任せるというわけにはいきません。けれども医者なしでやっていけるわけでもありません。正しい情報さえ持てれば後悔しない人生を送れるのです。

不安になって正しい情報を得ようとインターネットを調べてみます。しかしインターネットではそんな不安なあなたをだまそうという業者が多いのです。正式なものに見えて、健康食品を売る会社が書いているものや個人の感想がほとんどです。どれが信頼できる情報かわかりません。残念ですがインターネット以外でも信頼できる情報がとても少ないのが現状です。

99％失明を防ぐ方法

その年齢の知恵を持たないものは、その年齢のすべての困苦を持つ

ヴォルテール

この本の内容をきちんと実践できれば99%失明を防ぐことができます。[1]

なぜでしょうか？

一つ目は、治療効果を上げられるということがあります。

予防・生活から治療まで正しいことをしていけば治療効果が全く違うことは証明されています。[2] 私は実際にこの研究に携わりました。研究に参加してくれた患者さんは目薬による治療や検査を3年以上続けている方です。けれども9割の方は正しい目薬のさし方を知りませんでした。

私としては「当然わかっているものだ」と思って、そこまで伝えていなかったのです。けれどもそれは勘違いでした。正しい方法を知ってもらうだけで圧倒的に治療効果に差が出たのです。きちんと知って治療するだけで「治療方法を変えなくても」高い効果が得られたのです。「いままで何をしていたのだろう」と思ったほどです。

二つ目は、よりよい治療を受けられるということです。

現在、多くの新治療が開発されています。また、目薬にも多くの種類があり、手術にもいくつもの種類があり、新薬も出されています。なかなか医師はそれを説明してくれません。実際に多くの患者さんが医師を変える理由として「治療が信頼できない」「心配だ」ということが挙げられます。

治療には多くの選択肢があるのですが、医師はついつい「自分がいいと思っている方法」をあなたに押し付けてしまいがちです。だからこそ「そんなことを聞いていなかった」ということがあります。そこで、あなた自身が治療法を知っていれば、よりよい治療を受けることができるわけです。

三つ目は、病は気から。「プラセボ効果」があることです。

同じ米を食べるにしても「有名なお米でなかなか手に入らなくて……。そして値段も高くて……」と聞くと、なんだかおいしい気がします。それと同じように、薬でもその効果を信じると治療効果が大きく違ってくるのです。これを「プラセボ効果」といいます。治療効果を知ってから治療を行うと、治療効果が3割高くなるということが研究で明らかになっています。[3]

これらのことから、この本の内容を知ることであなたの失明は99%防げるといえるのです。

第2章

あなたの目はあなたが守る

医者が教えたがらない、目にいい食事

「食事はどう気を付けたらいいいですか？」と医者に聞いても、

「バランスのよい食事をとってください」

と言われます。


もっと具体的にいいものを聞きたい。けれども教えてくれません。医者は知らないのでしょうか？　実はそうではないのです。いい食事の研究は医学界ではかなり行われています。しかし、伝え方が難しいのです。


ある方は、「A食品は目にいい」と聞いてたくさん食べていました。

その方は糖尿病からくる緑内障でした。病気としてはなかなか難しい状態で、治療も大変な状態でした。そういう状態ですからご本人もご家族も少しでも目がよくなれ

ばという一心でA食品を食べ続けていたそうです。

そうしているうちに血糖値が上がってしまいました。結果としてむしろ病気を悪化させることとなっていたのです。そのときになってA食品を大量に食べていることがわかりました。

「好きなんですか」

とお聞きすると

「あまり好きではないけれども、目のためにと思って……」

とおっしゃっていました。好きでないものを食べて悪くなってしまうのは悲しいことです。

このように「〇〇は目にいい」と単純に言ってしまうと、食べ過ぎる人がでて問題になります。医師はそれを恐れるあまり、効果がある食材を伝えられずにいます。

「バランスよく食べてくださいね」

こう終わらせるのが一番安全だからです。しかし実際に体にいい食材はあるのです。

情報を間違ってとらえてしまう人には問題ですが、書籍を読んでしっかりしている方、理解力のある方であれば、勘違いすることはないでしょう。ですから、現在わかっていることを正直にお伝えしたいと思います。

○ブルーベリーよりいいのは？

「ブルーベリーは目にいい！」と聞いたことがあると思います。ブルーベリーは抗酸化物質の一つで確かに目にいいものではありません。けれども目にいいイメージがあるために「緑内障、白内障、網膜の病気の何にでも効く！」と思ってしまいます。緑内障、白内障、網膜の病気は全く違うものです。ブルーベリーより緑内障にいいものがあるのです。

それはカシスです。カシスはブルーベリーとは違うものです。小さな木の実で、見た目は少しブルーベリーにも似ています。ニュージーランドで多く生産されるものですが、日本でもつくられていて、特に青森県が有名です。お酒で「カシスオレンジ」

「カシスソーダ」などがありますが、カクテルの材料として使われています。カクテルだけではなく、ジャムやお菓子にもよく使われています。ただ、ジャムなどにはなじみがなく、やはりお酒に入っているイメージのほうが強いですね。

札幌大学がこのカシスに関する研究を行っています。その研究ではカシスを使った人とそうでない人では視野のダメージに2倍の差があったという結果が出ています。[4]なぜこのように効果が出たかというと、カシスに含まれるカシスアントシアニンには小さなダメージをおさえる効果（抗酸化作用）と目の血流をよくする効果があるからです。血流がよくなれば目の神経がダメージを受けることを防ぐことができます。そうなれば緑内障が悪くならないわけです。ブルーベリーにはこの成分は含まれていないためにカシスのほうが注目されているのです。

■お勧めの食材―ホウレンソウ・トマト・ブルーベリー・カシス・ブロッコリー（緑黄色野菜）

ホウレンソウにはルテイン、トマトにはリコピン、ブルーベリーやカシスにはアントシアニン、ブロッコリーなどの緑黄色野菜にはβカロテンが含まれています。

これらは体のダメージを取り除いてくれるもので、「抗酸化物質」といいます。[5] 人間は生きていくにあたっては小さなダメージが蓄積されています。それを蓄積したままにしておくと年齢以上に老けてしまいます。緑内障があると神経が年齢以上にダメージを抱えてしまうことになります。

この抗酸化物質を含む食べ物を食べればそのダメージをなるべく取り除いて最小限にしてくれます。このことは目だけに起こるのではなく、体全体に起こります。心筋梗塞や脳梗塞なども起こりにくくなるので、抗酸化物質を含む食べ物はぜひ積極的にとりたいものです。

■コーヒー・お茶・お酒は大丈夫？

コーヒーやお茶や刺激物は体によくないという話を聞いたことがあると思います。本当でしょうか。

コーヒーやお茶にはカフェインという物質が含まれています。カフェインには血管をぎゅっと絞る(血管収縮)作用があります。緑内障では目の血流が悪くなっています。その上さらに血流が悪くなれば、もちろん緑内障には悪い影響が考えられます。ただし、コーヒーやお茶は大量にではなく普通に飲む程度であれば悪い影響はありません。カフェインは1日200mg未満が良いとされています。コーヒーを全く飲んではいけないというわけではないですがカフェインを控え気味に200mg未満とするのがおすすめです。朝昼晩と1日3回程度飲むのであれば問題ないと思ってください。

また、お茶にはカフェインのほかにカテキンとテアニンという物質が含まれています。カテキンには体のダメージを取り除いてくれる「抗酸化作用」[6]があると考えられています。よくお茶でうがいをするといいというのはこのカテキンの効果だとされています。お茶にはカフェインが含まれていて興奮作用があるにもかかわらず、飲むと落ち着く感じがします。この落ち着く効果をもたらしているのがテアニンという物質です。テアニンにはリラックス効果があるといわれています。[7] テアニンは目の奥の血流にも有効であるという研究[8]もあります。ですからお茶は気にせず、コーヒーはほどほどに飲んでください。

では、お酒はどうでしょうか。

お酒はアルコール依存症になるほど飲むと神経にダメージがきます。しかし、日本酒であれば1日1~2合程度のお酒はよいといわれています。「酒は百薬の長」という言葉があります。なぜそういわれるかというと、アルコールは血流をよくする効果があるからです。緑内障のためには血流がよくなることはいいことです。お酒を飲むと顔が赤くなるのは血流がよくなるからです。ですから、アルコールはほどほどなら飲んでいただいてよいのです。

緑内障の最新サプリメント

以前の本では緑内障用サプリメントというのはなく、カシスというものだけをご紹介していました。ちなみに最近はカシス以外にミカンのポリフェノールであるヘスペリジンが効果を上げるのでは？　という動物実験段階のデータが出てきているようです。

一方で緑内障用のサプリメントというのが最近は出てきました。松樹皮に含まれるピクノジェノールというものが含まれているもので「グラジェノックス®」といいます。

それ以外にはビルベリーのエキスが含まれているというものですが、眼圧の下降効果もあるのでは？　といわれているものです。

もしサプリメントにも積極的な場合は摂取してみるのは一つの方

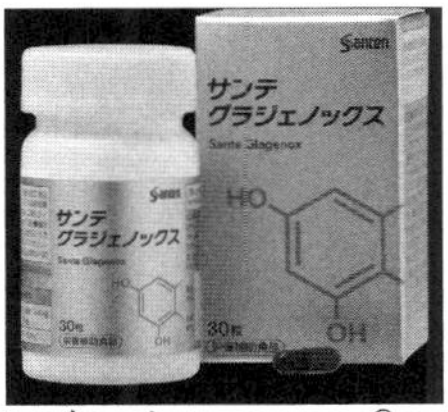

グラジェノックス®

法と考えます。ただ「欲しい」と思っても買えません。医療機関に紹介してもらうことで、インターネットや薬局などで購入することができるので主治医に相談しましょう。

毎日できる目にいいこと

緑内障になってやれることはやっておきたいものです。自分で毎日できるよいことはないのでしょうか。ふだんの生活で緑内障をより良くしたいものです。それにはおすすめの方法があります。

一番に挙げられるのが温罨法（おんあんぽう）という方法です。[9]

昔から行われている方法ですが効果も高く、簡単にできます。特に目の周りの血流をよくするといわれています。

■温罨法のやり方

まずタオルを2本用意します。水またはお湯に浸します。軽く絞って水がしたたり落ちない程度にします。電子レンジで温めます。熱すぎない程度（40度以下）にして目をつぶり目（まぶた）の上に置きます。冷えてきたらもう一つのタオルを利用して合計5分間温めます〈図3参照〉。

図3　温罨法のやり方

このようにまぶたの上にタオルを置きます。やけどしないように注意をしてください。まぶたのアレルギーや腫れがひどいときは行わないでください。

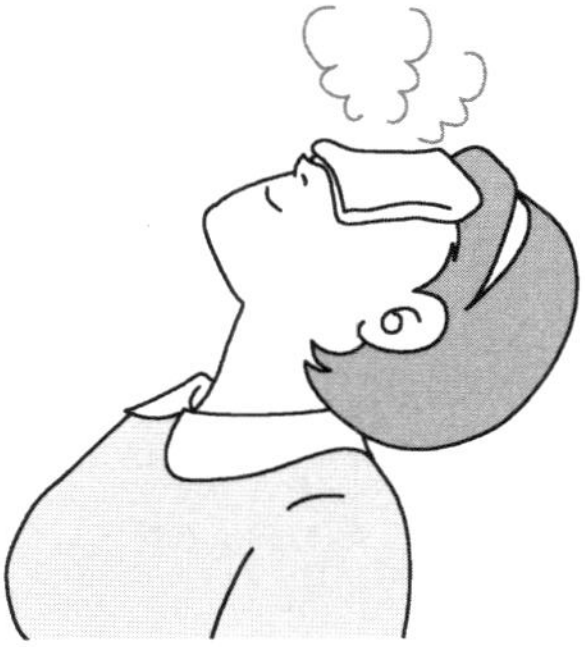

お風呂のお湯を使えばレンジいらずで、簡単です。お風呂に入っている間にタオルをそのお湯に浸して目をつぶって5分間温めるというのもお勧めです。

電子レンジで温度のコントロールが難しい場合や手間だなと思う場合は市販でいろ

図４　温罨法のための市販商品

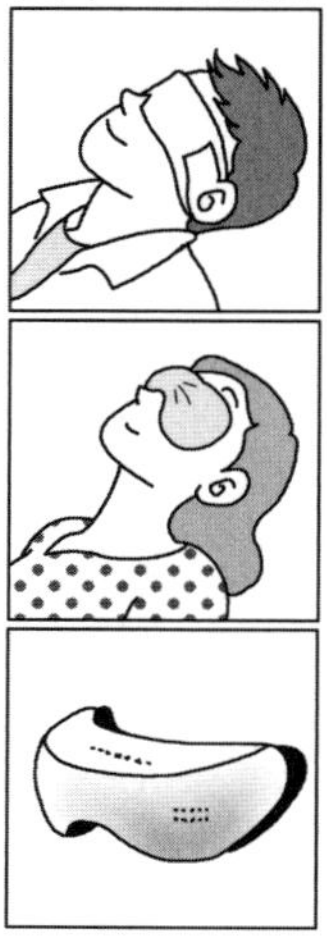

使い捨てでいろいろな所で使えるもの「ホットアイマスク®」
パッケージに一つ一つ入っていて、開けるだけで温かくなり使いやすいものです。使ったら捨てられますし、小さいので持ち運びに便利です。

繰り返し使える電子レンジで温めるもの「あずきのチカラ®」
電子レンジで温めて使うのですが、繰り返し使えるので経済的です。

繰り返し使えるもの「目もとエステ®」
繰り返し使えますし、使い捨てではないところが良いです。またスチーム機能があるためより効果的です。

いろな商品が開発されています〈図4参照〉。

■さらにワンポイントマッサージ

まぶたの血流をよくした後に軽くまぶたのマッサージをするとさらに効果的です。図5のようにマッサージしましょう。

マッサージの効果は

(1) 目の血流がよくなる
(2) 涙の質がよくなる
(3) ストレス解消

です。このマッサージをすると目の血流がよくなります。そしてまぶたの血のめぐり

図5　まぶたのマッサージ

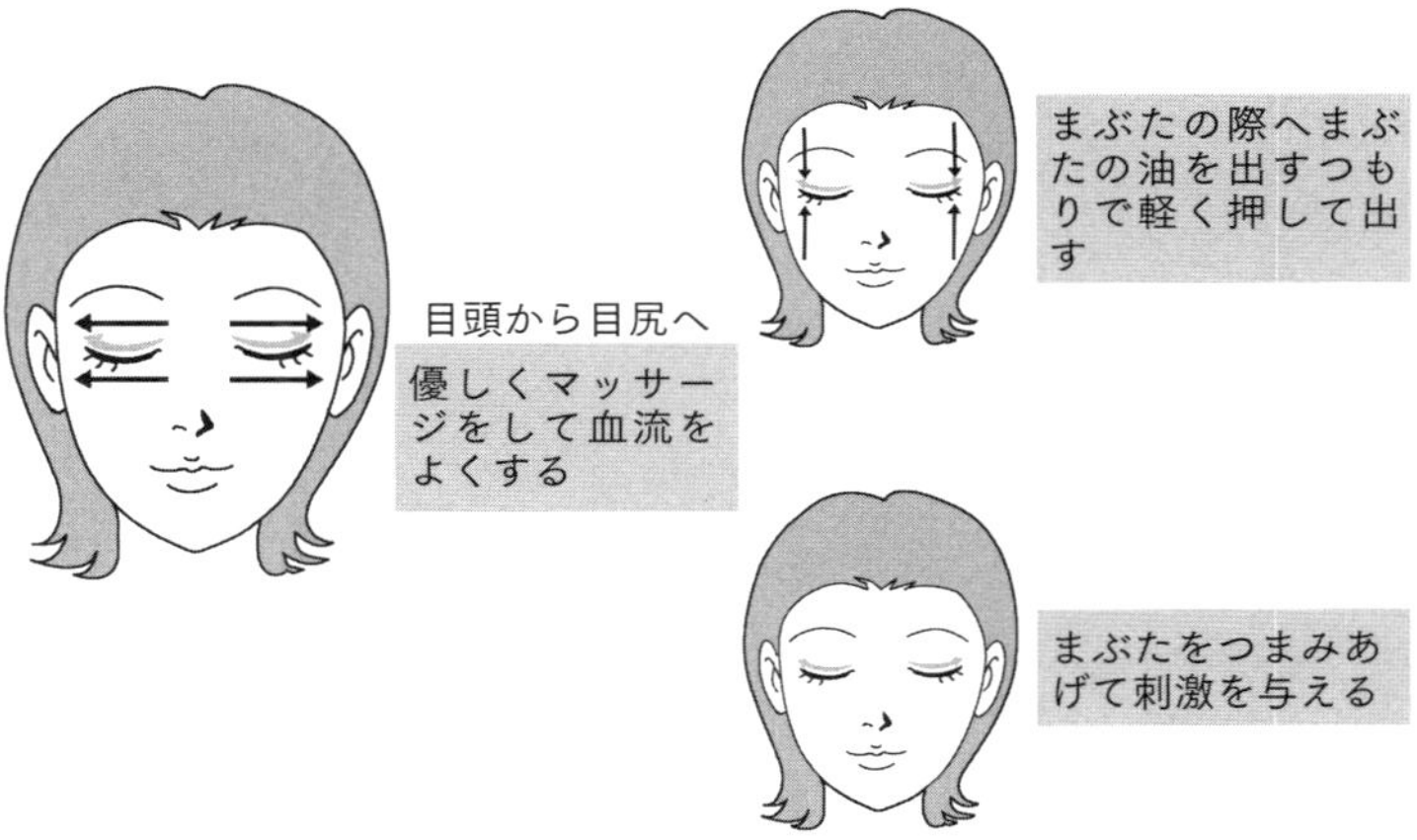
まぶたの際へまぶたの油を出すつもりで軽く押して出す
目頭から目尻へ
優しくマッサージをして血流をよくする
まぶたをつまみあげて刺激を与える

がよくなります。このまぶたの血のめぐりが効果的なのです。まぶたの血の巡りがよくなるとまぶたが温かくなります。皮膚と同じようにまぶたも油を分泌します。この油が出てくると涙の上に油が一枚重なるので涙の質がよくなるのです。

目薬を使っている、冷え症で血流が悪い、アイメイクをしているなどがあるとこの血流が悪くなっているのでそういう方にはより効果的となります。特に目薬を長く使っていると目がゴロゴロしたり、しょぼしょぼしたりしやすいです。

また温まるとリラックスできストレスの解消にもなります。ストレスは目にとって最も悪いものです。ですからこの方法でストレスを取ることがあなたの目をよくすることになるのです。

■枕を高くする

枕を高くして寝ると、寝ている間の眼圧が3・2程度(20%)下がるというデータもあります。このため、枕を高くして寝た方が効果的といえます。これは枕が高いことで目に水が溜まりにくくなるためと考えられるのです。

■有酸素運動を効果的に

ウォーキングなどの軽い有酸素運動は眼圧が4・6程度(20%)下がるというデータがあるぐらい有効な方法です。ただし倒立するような体制の運動の場合は逆に眼圧を上げてしまうので軽いウォーキングにとどめておくのが良いです。

他にイチョウ葉エキスも効果的というデータもあるのですが一方で血液に影響を与えてしまうことがあるので注意が必要です。

■視野を広げるトレーニング

最近は視野を広げるためのトレーニングも有効であることがわかっています。まずは新聞の株価欄など細かく書いているものを見ましょう。そこで自分の視野がかけているところ、なんとなく見にくいところがないかを確認します。見にくいところがあればそこを毎日どうにか見ようと頑張ってみるのです。こんな簡単なことで弱っている視野を活性化させて、見やすくなることがわかっています。

治療を何も変えずに効果が倍増する新研究

「治療を変えずに治療効果が倍増する方法があります」
こんな都合がいいことがあるのでしょうか？　実はあるのです。
これは私の所属した研究グループが行ったある研究によるデータです。

どういう研究をしたかというと、全く同じ治療法で治療は変えない。一方は軽く病気の説明をする。一方には治療や緑内障について詳しく説明し、よく知ってもらいました。その結果、病気のことをよく知った方の治療効果のほうが高かったのです〈図6参照〉。そのとき、病気についてよく知ってもらうということに関連して一つの大切なことを知ってもらいました。それこそが「目薬の使い方」です。

眼科でしか目薬は使いません。飲み薬の場合は子どもの頃から飲み慣れています。

図6　知ることの効果

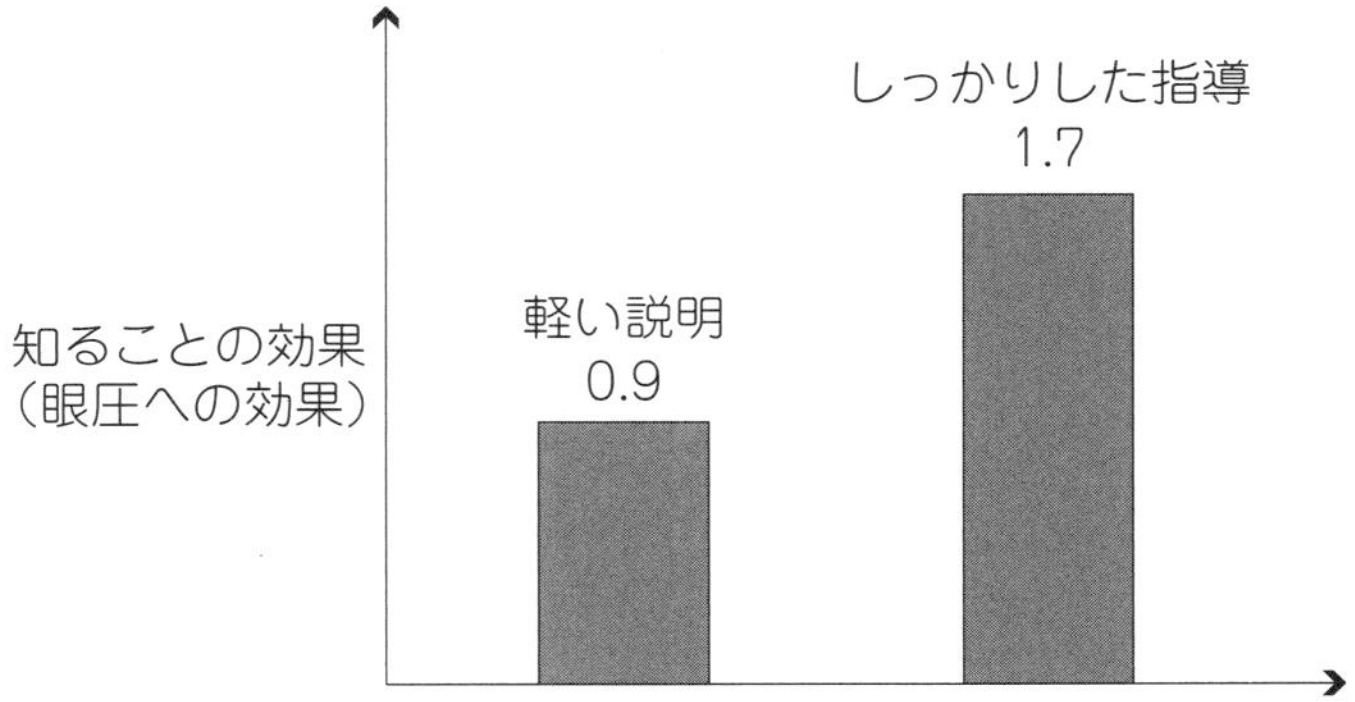

軽い説明だと0.9
しっかりとした説明で1.7の効果が出た
つまり倍ほど知っている人のほうが
効果が出るということ（単位mmHg）

だから「飲み方がわからない」ということはないでしょう。

けれども目薬のさし方は誰も教えてくれません。目薬のさし方は「知っているもの」として目薬が処方されています。でも、実際には9割の人が目薬のさし方を勘違いしています。あなたは正しい目薬のさし方を知っているでしょうか。

目薬のさし方を間違えると、いくつか問題が起こります。

一つには副作用が多くなります。正しいさし方ならまず起こらないような副作用も、使い方を間違えれば起こってしまいます。

二つ目は効果が出なくなります。目薬のさし方を間違えてしまうと、いい薬でも効果が出なくなってしまいます。毎日一生懸命目薬をさしていたけれど、全く意味がなかった。そんなことが起こってしまうのです。

三つ目には費用が多くかかります。さし方を間違えると目薬を多く使ってしまいます。そうなると1本ですむものが2本、3本と必要になり、医療費も2倍、3倍かかってしまいます。

だからこそ目薬のさし方が大切になるわけです。

では、目薬はどのようにさすのがよいのでしょうか。

「目をパチパチする」
「目薬を2滴入れる」
「目薬容器を下まぶたに付けて入れる」

これらはすべて正しくない方法です。では、なぜ正しくないのでしょうか。

×「目をパチパチする」

目をパチパチすると涙と一緒に目薬は流れてしまい効果が減ってしまいます。また、全身を薬がめぐってしまうため副作用も強くなってしまいます。

×「目薬を2滴入れる」

目薬は1滴で十分な量となっています。2滴以上入れると目からあふれてしまいます。目薬によってはまぶたがただれたり、黒ずんでしまうことがあるのです。

×「目薬容器を下まぶたに付けて入れる」

目薬容器を下まぶたに付ければ、しっかりさせそうな気がします。しかし、ばい菌が容器のなかに入りやすくなってしまい、目の感染症を引き起こして目やにが出たりします。

正しい目薬のさし方は、

1．手をきれいにする

図7　目薬のさし方

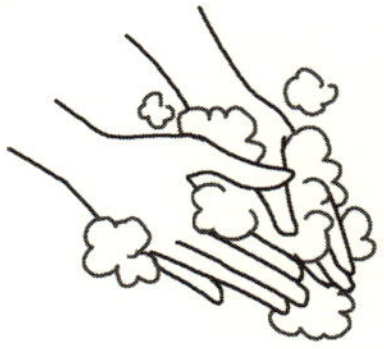

①手をよく洗う

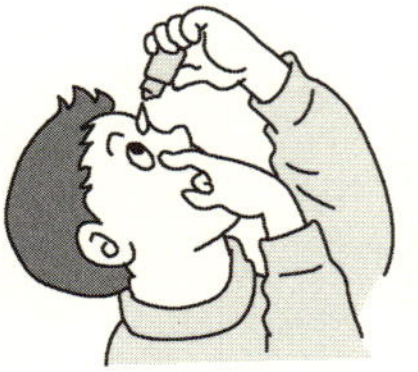

②下まぶたを軽く引き、点眼する

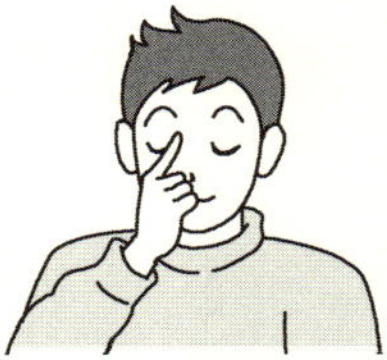

③点眼後は、まぶたを閉じ、目頭を軽く押さえる（1分間程度）

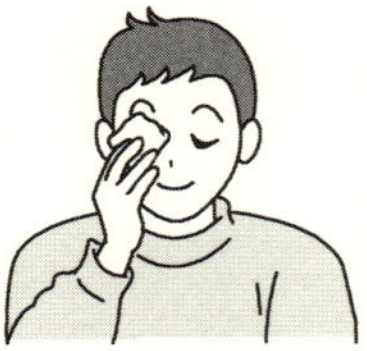

④あふれた点眼液は清潔なティッシュペーパーなどでふき取る

2. あっかんべーをしてそこに触れないように目薬を入れる
3. 目を軽く閉じて目頭を押さえる
4. あふれたものをティッシュでふき取る
5. 2つ以上あるときは間を5分おく

〈図7参照〉です。

特にほとんど実行できていないのが「目を軽く閉じて目頭を押さえる」ということです。目薬は目に入ると目にたまる分とそのまま鼻に通ってその後、口に流れていくものとあります。ですから「目薬をさしたら苦い味がした」という不思議なことが起こるのです。目薬ですから目にしっかり効けばいいのです。
そのためには目頭を押さえ、目にためることが有効です。効果が高まるだけではなく、副作用を減らすことができるのです。

ティッシュでふくときに目の周りをふきたくなります。しかし、せっかくさした目薬がすべて吸い取られてしまいます。はたまた目を傷つけてしまうこともあります。あふれた分だけをふき取りましょう。

2種類以上の目薬をさす場合は、1種類目の目薬をさしてすぐに次の薬をさすと前の薬が流れてしまいます。間隔を5分間あけるか、時間をずらすようにしましょう。慣れるまでは面倒かもしれませんが、これらを注意するだけで効果が違います。

ある女性は緑内障と診断され、その処方どおりに一生懸命目薬をさしていました。結婚されてお子さんも1人おられ、子育てと仕事とでとても忙しい方でした。それでも、将来目が見えなくなったらお子さんに迷惑がかかってしまうと、きちんと治療されていたのです。1日1回が2種類、1日2回が3種類、時間を決めてちゃんと目薬をさしていました。それでも効果が出ませんでした。

手術をしたほうがいいかどうかでとても迷われていました。手術には危険も伴いますし、義理のお母さんとも同居していてそのお世話もしなければいけません。手術となるとそのお世話もできなくなるかもしれません。

しかし、お話を聞くと、その方は目薬のさし方を間違えていたのです。目薬をさしてパチパチして、すぐふいていました。それによって効果が出なくなっていたのです。目薬のさし方をお教えしました。正しい方法で目薬をさしてもらうと、それだけで手術はいらなくなりました。これまでどおりの生活を続けることができ、目にメスを入れる必要もなくなったのです。

もしこの方が目薬のさし方を知らなかったらどうだったでしょうか。

世界の超最新治療

「緑内障の末期だ」「もう治療法がない」。そう言われると、とても絶望的になります。

周りの人は、

「見えなくても他のことができるよ」「大丈夫だよ」

と励ましてくれます。でも、それは見える人の言葉です。心に響きません。


では、「もう治療法がない」と言われたらどうしようもないのでしょうか。私はそうは思いません。

医師は一般的な治療法しかお話ししません。むしろ、

「希望なんて持たないほうがいい」

と言う医師もいます。なぜでしょうか。

それは、希望を持つと失望したときに悲しくなるからそれを避けるため、治療を安

易に考えないように、という意味があるようです。
ですから、あなたがもう手詰まりと思ってもそれは当然のことです。医師の言い分もわかります。過度の期待はよくないことです。しかし、時代は進んでいきます。私は希望を持って生きていくことは悪いことだと思いません。過度に期待をあおることはよくないと思いますが、あなたになら、正直に現状をお話しすることは悪くないことだと思います。

最新の医療はあなたが思っている以上に進んでいます。いまのような携帯電話やスマートフォンを誰が想像できたでしょうか。しかし、いまでは若い人の間ではスマートフォンが当たり前となっていて、昔あった大きな携帯電話や、ＰＨＳ、ポケットベルなどを知らない子どもたちがほとんどです。大昔は飛行機が飛ぶとは誰も思っていませんでした。このように技術というのは日々進んでいきます。あきらめるのは簡単ですが人間の進歩を信じてみたいものです。

○人工網膜

人工網膜とは人工的なコンピューターのチップのようなもので網膜という目の奥の構造をつくるものです。そしてその電気信号を脳に伝えるものです。いわばサイボーグの目のようなものとイメージすると近いかもしれません。人造人間やSFの世界、映画の世界と思うかもしれませんが、実際に人工の網膜というのはつくられており、また人間にも応用され始めています。

海外での話？　と思うかもしれませんが、日本でも実際に使われているのです。もちろん一定の効果を上げていて、今後の発展が期待されています。いまの治療効果は手の動きがやっとわかる程度です。しかし、実際に、そのような人工物を人間に使うという試みがある、という事実を知っていただきたいのです。

失明に至る病気には緑内障、糖尿病、網膜色素変性症などいろいろありますが、緑内障以外では網膜に起こる病気が多く、この治療が特に有効です。日本では大阪大学が実際に人工網膜を使って患者さんを治療しています。一定の効果を上げているという報告があります。[10]

しかし、緑内障は視神経の病気なので網膜だけを人工のものにしても効果はありません。そこで、網膜だけでなく神経の代わりもするようなものが開発されています。

少なくともこのようなものがあることを知っておいていただければと思います。

○ｉＰＳ細胞・再生医療

ｉＰＳ細胞といえば、日本の山中伸弥教授からスタートしたものです。現在では加齢黄斑変性という病気に対して使用が開始されます。それも日本で行われています。

ｉＰＳ細胞の活用は再生医療の一つです。

再生医療とは、人間のダメージを受けたところを再生させて復活させるというものです。ＳＦなどでは水のなかに培養されている目を入れ替えるというようなシーンがあります。実際には、再生したものを自分の目に植え付けるという作業が行われます。

いわゆる再生医療といわれるものには、ｉＰＳ細胞以外にＥＳ細胞というものがあります。再生医療は目で最初に行われています。なぜでしょうか。

それは、目という臓器は小さいので再生臓器をつくりやすいということがあります。構造上つくりやすい。さらに、目は透明な組織なので、もし問題が起きてもそれを瞬時に判断することができます。皮膚の下に植えた細胞が何か変化を起こしても直接見ることができないのでわかりませんが、そういう点で目は有利な場所といえます。

日本では神戸の先端医療センター病院で実際の患者さんへ使用されます。

○遺伝子治療

目の病気も遺伝子によって引き起こされる部分があります。遺伝子とは、私たちの体をつくる「設計図」のようなものです。お父さんやお母さんの身長が高ければ子どもも身長が高くなりやすい、癌があると癌になりやすい、というものです。遺伝子という設計図では病気になりやすい設計図もあれば、病気になりにくい設計図もあります。緑内障になりやすい遺伝子というのがあるのです。ですから、その設計図を書き換えてあげれば緑内障になりにくくなる。緑内障になっても悪くならない、というわけです。

遺伝子治療も実際に行われている治療です。一般的には遺伝子組み換えといわれます。研究段階ですが、日本でも九州大学で網膜色素変性症という病気に対しての遺伝子治療が人間に開始されます。実際に緑内障の原因となる遺伝子は特定されつつあるので、この治療も今後期待できるのは間違いありません。

今すぐ緑内障で使えるわけではありませんが、これだけ多くの超最新治療があるので、希望があるわけです。

ぜひ受けておきたい検査——眼底検査・眼底カメラ

緑内障の検査で眼底検査や眼底カメラを行うことがあります。これはどういうものでしょうか。

緑内障は「眼圧→神経→視野→失明」と悪くなるのですが、神経を見るのがこの検査です。

眼底カメラというのは写真を撮ってその神経を見ます。機械に顎《あご》を乗せて写真を一枚撮るだけです。眼底の状態を詳細に分析して調べる機械もあります。

眼底検査というのはあなたの目を医師が見るというだけです。「眼底検査をします」と言われると、どんなに大がかりな検査なのだろうと思うかもしれませんが、目を見るだけなので本当に数秒で終わってしまうこともあります。

眼底というのは読んで字のごとく「目の底」のことです。目の底には多くの重要な情報が詰め込まれているためにこの検査が必要となるのです。

「ちゃんと見てくれたのかな?」

と心配になるかもしれませんが、時間が短くても把握することができますので安心してください。

また、この眼底検査・眼底カメラは緑内障に限らず、ほとんどの失明を起こす病気を発見するのに非常に重要です。あなたが現在緑内障の予備軍だとしても、このような検査を定期的に受けておくことで緑内障だけでなく他の病気（糖尿病網膜症や黄斑変性）などの発見にも効果的です。

もしあなたやあなたの家族がこの検査を受けたことがないのなら一度は受けることをお勧めします。私の父は健康マニアといえるほどでしたが、この検査を怠っていたために緑内障がなかなか発見されませんでした。

特に家族に緑内障がいる人、糖尿病がある人、近視の人（本を読んだり、近くを見ることが多い人）は危険性が高いので検査を受けることをお勧めします。

眼底検査はしっかり調べるために瞳を広げて検査を行います。そのため、検査後はまぶしく感じてしまい、その日一日テレビを見たり仕事をしたりするのがつらくなることがあります。これが嫌で眼科にかかりたくないということもあるでしょう。

医者としては「しっかり調べてあげたほうが喜ばれるだろう」と勝手に勘違いして

検査していることも多いのです。「まぶしいのは困るので」と言って、瞳を開かない状態で検査が受けられないか聞いてみてもよいでしょう。

視神経乳頭陥凹（視神経乳頭陥凹拡大）

人間ドック・健康診断などで眼底カメラをうけていると「視神経乳頭陥凹」や「緑内障疑い」と診断されることがあります。どういうことでしょうか？

緑内障とは言えないけれども神経の形が変形していて「緑内障になりやすい状態」であるということです。緑内障は初期の段階では特に自覚がないです。ですから「神経の形が変形しているけれども自覚がない段階」で、できれば治療を開始したいものです。すると、病気の悪化さえ食い止めれば「日常生活は何の不自由もない」という状態で過ごせるからです。

この場合、さらなる眼の検査、視野検査などをすることで緑内障かどうかを判定することができるので、「視神経乳頭陥凹」といわれたら放置せずに眼科での診察が必要だといえます。

「私は緑内障だけれども家族は検査を受けているのかな？」と心配な場合は、「眼底カメラ」の検診を受けておくか、眼科でチェックしてもらう必要があるので声をかけておきましょう。緑内障は遺伝も多少影響するので、もしかすると家族の病気が早く発見できるかもしれません。

第3章

なぜ医者とあなたはすれ違うのか

医者とあなたとで「視力」の意味が違う

目の見え方を視力と言います。ですが、

「私は視力が悪いので診てください」

と病院に行ってもなぜか
「あなたは視力がいいです」

と言われてしまいます。

これはどういうことなのでしょうか。


医者が嘘を言っているわけではありません。あなたも嘘をついていません。「言葉」の意味が違っているのです。「言葉」の違いを知らないと、お互いに理解し合えなくなってしまいます。間違った言葉の理解で手術を受けて後悔することがあります。

手術を受けるとき、

「視力が上がるから手術をしましょう」と言われました。しかし手術後、あなたは見にくくなったと感じました。だから、「視力が上がっていない。失敗だ！」と言います。しかし医者は、「いいえ、視力が上がっています。成功です」と答えます。

この違いは視力という言葉の使い方にあります。「一般の視力」と「医者の言う視力」は違うのです。

一般的にいう視力とは普通にしていて見える力をいいます。メガネやコンタクトなどの道具は使わないで見える力です。昔は視力が1・0だったのにデスクワークを始めてから0・6に下がったというわけです。

しかし医者の言う視力というのは違います。あくまで病院で度

図8　「視力」という言葉の意味

一般の視力＝メガネをかけない視力
医者の視力＝メガネをばっちりあわせた視力

数を合わせたメガネをかけた視力のことを視力というのです〈図8参照〉。なぜこういうややこしいことになっているのでしょうか。

メガネをかけない視力というのはその日の調子によって違います。あなたも

「今日は疲れていて見にくいな」

と思う日があれば、

「今日は調子がよくてしっかり見える」

と思う日もあるのではないでしょうか。

つまり、見え方は日によって変わってしまいます。こうなると最も大切な視力がその日のあなたの体調次第になってしまい、測定が難しくなります。そこで視力は「しっかり合わせたメガネをかけたもの」としています。

あなたの手持ちのメガネでは度数が合っていないこともあるので、眼科でしっかりと度数を合わせてわざわざ視力を測るのです。だからこそ逆にあなたが

「私は視力がいい」

と思っていても医者に、

「あなたは視力が悪い」
と言われてしまうこともあるわけです。

ある方は「視力は変わらない。大丈夫だ」と言って、検査しないでおきたいと言っていました。ですが、「今日は時間があるし、せっかく来たからやっておこう」と視力検査をしたのです。すると、変わらないと思っていたのに右目の視力が1・0から0・1に落ちていました。ものを見るときには両目で見ているため、片方の視力が落ちていることに気づかなかったのです。

検査の結果、病気が見つかり治療することになりました。
診察のたびに視力を測るのは、家では「医者の言う視力」が測れないからなのです。病院でないとわからず、あなたが大丈夫と思っていても大丈夫でないことがあるために、こまめに視力を確認して悪くなっていないかを確認するわけです。

また、テレビを見ると目が悪くなる、勉強をすると目が悪くなるといいますが、これも同じことです。

医者は「テレビを見ても目が悪くなりません」と言いますが、あなたは「テレビを見て目が悪くなった」と言います。

ここでいう「目が悪くなった」は視力が下がったということです。

つまり医者は「メガネをかけた視力は下がっていない」と言い、あなたは「メガネをかけない視力が下がった」と言っているのです。お互いに違うことを言っているのです。

ちなみに近くを見る作業を長く続けると近視になりやすいです。つまり一般にいう「視力が悪い」状態になるので要注意です。また緑内障は近視があるとより起こりやすくなるために注意が必要です。

眼圧はいいですねと言われるけれど、何がいいの？

医者の説明はたいていはよくわかりません。医者は大学で6年も勉強しその後も研修をしているにもかかわらず、説明の仕方についてはまともに勉強していないからです。また専門用語を毎日のように使っているのでそれが専門用語であるという意識さえなくなっています。私も普段患者さんに説明しているときは「ふんふん」と理解してくれているようなので「わかっているものだ」と勝手に思っていました。しかし、実際私が父に病気の説明をしてみると、「眼圧を下げる薬で」と説明しても「眼圧ってなんだ？」から話が始まるわけです。

60代の女性は緑内障で定期的な受診をしていました。眼圧を毎回測りますが眼圧がなんなのかはよくわからないということでした。眼圧が高いと「これは困りましたね」とお話しし、眼圧が低いと「よかったですね」とお話ししていたのです。しばらくするとその方の眼圧は安定してきました。これはよかったと思っていたのですが、状態が悪くなっています。そろそろ手術も検討しなければいけないときがきていました。緑内障の手術は大変な手術です。そこで、ご本人だけでなくご家族を含めてお話しすることとなりました。そして、みなさんに緑内障の手術についてご説明すると、意外な言葉があったのです。

「そうか、お母さん。診察の前にだけ目薬するからそれが悪かったんじゃないの」

というのです。

眼圧がいいと褒められるから診察の前には目薬をさし、診察とは関係ないときは面倒なので目薬をしなかったというのです。だから診察のときに眼圧はいいけれど、状態が悪くなっていたのです。

「それでは、これからは目薬をきちんとさしましょう」という治療方向に変わり、このときの手術はしないことになったのでした。

この場合は何とか手術をまぬがれましたが、あなたが眼圧のことを知らなかったがために手術をしなければいけないとなるとそれは不幸なことです。ですから、眼圧とは何かを知ることが大切なのです。

緑内障とは「眼圧↓神経↓視野↓失明となる病気」だと説明しました。

本当だったら、「失明した状態を元に戻す」「欠けた視野を戻す」「ダメージを受けた神経を戻す」治療があれば一番です。けれども残念ながらこれらの治療は現在のところ開発されていません。いまできるのは「眼圧を下げる」ことです。そして、治療によっても「一生を通して眼圧が下がる」ことはありません。ですから「緑内障は治ったのでもう来なくていいですよ」とは言われないのです。

普通は「治療」というとその病気が「治る」ことを指します。ですから、いぼの治療をすればいぼはなくなるのです。けれども緑

図9　緑内障の治療とは

治療
一般＝病気がなくなる
緑内障＝病気を悪くしない

内障は「治療」とはいうけれども治りません。正確には「予防」に近い「治療」です。これを医者は治療というために「治療したのによくならない」と感じてしまうことがあります〈図9参照〉。

緑内障は定期的に治療（予防）をしなければいけませんし、治療（予防）したからといって、すっきり爽やかになるわけでもなく、実感がわきにくいのです。神経がダメージを受けるのを減らし、視野が欠けるのを減らそうというのが治療（予防）の目的です。ですからその治療をやめ、治療の効果が切れてくると、また悪くなってしまいます。

でもこれは緑内障だけではありません。高血圧や糖尿病も治療してパッと治るものではありません。それでもあなたのように多くの人が病気を抱えながら生きているのです。緑内障も正しく対処して共存していくという気持ちが必要になります。

眼圧とはなんでしょうか。

図10　眼圧と緑内障

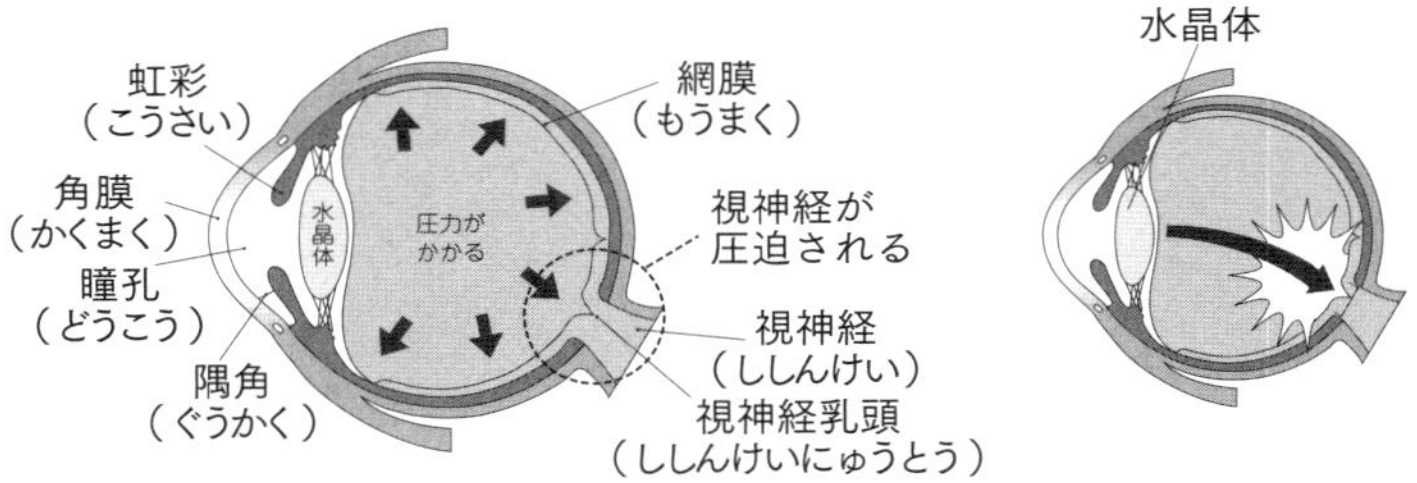

眼圧とはボールの固さのようなものです。眼球もゴムボールのように弾力性をもっています。柔らかすぎればすぐにぺしゃんこになってしまいます。一方で硬すぎるとゴムに負担がかかります。この負担がかかるのが緑内障なのです。ゴムボールのように劣化してだめになっては困ります。そこで目は神経という一番弱いところをつくってあり、そこがダメージを受けるようになっています〈図10参照〉。

神経が強い人はその圧力が強くても問題なく、ダメージを受けません。しかし、神経が弱い人は圧力が弱くても大きなダメージを受けてしまいます。

○正常なのに治療をするの？

眼圧は正常値が10～21㎜Hg（眼圧の単位です）程度といわれています。では、眼圧は正常値ならいいかというと正常値でも悪くなる人がいます。眼圧はなるべく下げたほうがいいのです。

普通は正常な人に治療をすることはありません。「血圧が正常ですから飲み薬を飲みましょう」とは聞いたことがないわけです〈図11参照〉。

実はこの正常値というのは正確には「平均値」です。人間の平均的な眼圧は10～21㎜Hgぐらいだといっているだけなのです。そして眼圧にどれだけ神経が耐えられるかというのは人によって違います。眼圧が平均を超えた25㎜Hgぐらいあっても全く問題ない

図11　正常眼圧とは

正常眼圧＝平均的な眼圧 ≠問題ない眼圧

人もいます。眼圧が平均値の18㎜Hgだとしても神経が弱いために視野が欠けてしまう人がいます。

日本人の場合は神経が弱い人が多いので、正常眼圧緑内障といって眼圧が正常値の範囲内の圧力でもそれに負けてダメージを受けてしまうのです。日本人は9割が正常眼圧緑内障です。だからこそ正常眼圧なのに眼圧を下げましょうという話になるのです。非常にわかりにくく、正常眼圧は平均眼圧といったほうがいいのかもしれません。

平均より眼圧を下げて大丈夫かと心配になるかもしれません。

血圧の場合は薬を飲みすぎると血圧が下がりすぎてフラフラになってしまうことがあります。けれども、眼圧の場合は心配ありません。眼圧5㎜Hg以下になると眼球は柔らかくなりすぎます。しかし、手術でもしない限り5㎜Hg以下にはなりません。薬を全種類さしても5㎜Hg以下にはならないのです。

眼圧はいくつだといいのでしょうか。

初期なら18㎜Hg以下、中期なら15㎜Hg以下、末期なら12㎜Hg以下という考え方もあります。

元の眼圧の30％以上下降という考え方もあります。

結論から言うと「決まっていない」というのが現実です。ですから眼圧が○○なら大丈夫とは言えずなるべく下げる。そのなかで視野が悪くなったらさらに下げることがあるのです。

○眼圧はばらつく

血圧もそうですが、眼圧もいつも同じではありません。朝と晩でも違いますし、日によっても違います。また季節によっても違い、春よりも冬のほうが高いとも言われています。ではどうすればいいかというと、何度も眼圧を測っていまの傾向を知ることが大切です。

例えば図12のように眼圧にはばらつきがあります。つまり1

図12　眼圧のばらつき

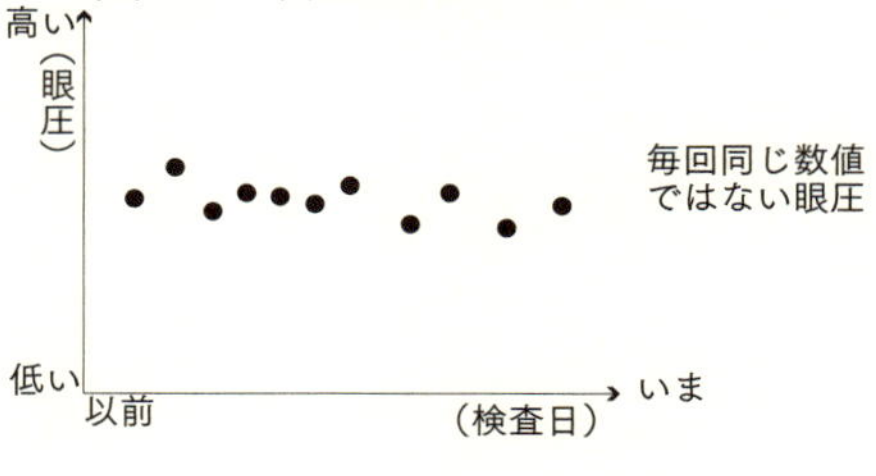

回だけ眼圧をみてもそれでいいとも悪いとも言い切れないのです。何度も測ることであなたの本当の数値がわかります。血圧を測るときも1回だけでいい悪いとは言いません。何度か測ってみてあなたの血圧をみていくのです。

一方で測られるときにすごく力が入ったりすると、ばらつきが強くなってしまいます。そうなるとより多くの回数眼圧を測らなければならなくなってしまうのです。

また、このように眼圧がばらつくからこそ「いいですね」とだけ言われて何度も眼科に行かなければいけないという状況が生まれます。細かくあなたのデータを確認するために検査をしていますが、その検査で一喜一憂してはいけないので「特に大きな異常ではない」＝「いいですね」だけで診察が終わるのです。そしていつもと同じ薬が処方されるということになります。

○血圧との関係

ところで、眼圧と血圧は関係するのでしょうか。関係はするけれどもそれは本当にわずかなのであまり心配しなくてもいいです。眼圧を下げるために血圧を下げる薬を増やしてもらうなどしなくてもいいわけです。

ですが多少は関係あるので、運動や減塩などで自然に血圧を下げることは必要だと思います。

視野が欠けていますと言われるけれど感じません

視野とは見える範囲のことをいいます。一般的に視野とは、「両目で見て普通に見える範囲」をいいます。ですから、サッカーでは「視野が広い選手はピッチが見渡せる」などという表現をするわけです。この視野は人それぞれで広さが違います。

しかし、病院・医者が言う視野とは「片目で目を動かさずに見える範囲」をいいます。

ですからこれはみんな同じです。角度でいうと上に60度、下に70度、鼻側に60度、耳側に１００度ぐらいあります〈図13参照〉。

あなたの言う視野と医者の言う視野が違うため話が食い違ってしまうわけです。医者が「あなたの視野は欠けている」と言い、あなたは「私の視野は欠けていない」と感じるのです。

この差があるから、医者がこれはよくないから「目薬をしよう」「手術をしよう」と言っても、

図13　視野とは

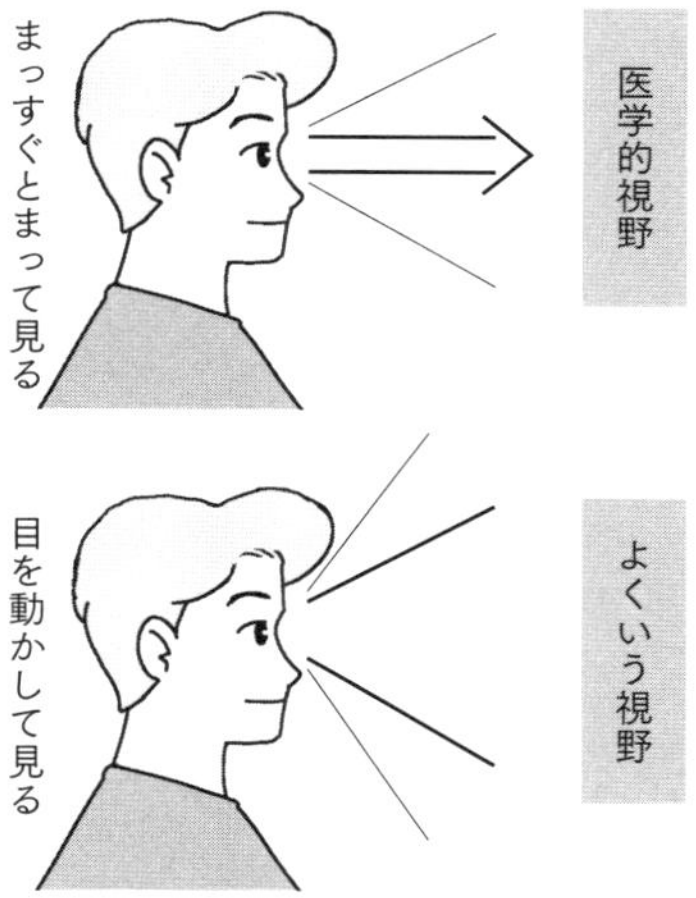

「医者はああ言っているけど私の視野は欠けてないから大丈夫だろう」

と思ってしまいがちです。

そうすることでどんどん悪化していることに気づかずに、手遅れになってしまうのです。ですから、視野が何かを知ったほうがいいわけです。

緑内障になると視野が欠けるといいます。「視野が欠ける」と聞くと、あなたはどう感じるでしょうか。

黒いものが下りてきて見える範囲が狭まってくるイメージでしょうか。

実際には視野が欠けても「全く何も感じない」のが普通です。

第1章で盲点を実感していただいたように、人間には見えない範囲があるものです。視野が欠けて日常生活にすぐ支障をきたしては大変です。そこで人間は「少しぐらい視野が欠けても頭が補って気づかないように」してくれています。これは便利なようですが、早期発見には逆効果です。

あなたの視野は半分程度欠けるまで全く自覚はありません。仮に半分欠けたとしても人間は両目で見ています。右目で上、左目で下が見えていれば何も感じません。普段の生活ではなかなか片目で見るという機会がないものです。

ふとした拍子に片目を隠して「あれ？　なんだか見づらいな」と感じる程度なのです。「黒い幕がかかってくる」ように視野が欠けるわけではありません。だから「よく自覚できない」のです。

緑内障は「眼圧↓神経↓視野↓失明」と進むため、視野が欠けることはすごく心配なことです。視野も眼圧や視力のようにその日の調子に大きく左右されます。調子がいい日は視野の調子もよく、調子が悪い日は視野の調子も悪い。検査の人がまごまごしていたり、周りが騒がしかったりすると集中できないこともあるでしょう。このように視野はその日の調子によって左右されるので、今日調子が悪いからダメというわけではありません。全体として見ていくことになります。例えば、今日の見え方が70点、次の見え方が65点だったとしても、その次の見え方が75点であれば、それはばらつきの範囲なので視野は変わらないと考えられるわけです〈図14参照〉。

図14　視野検査とは

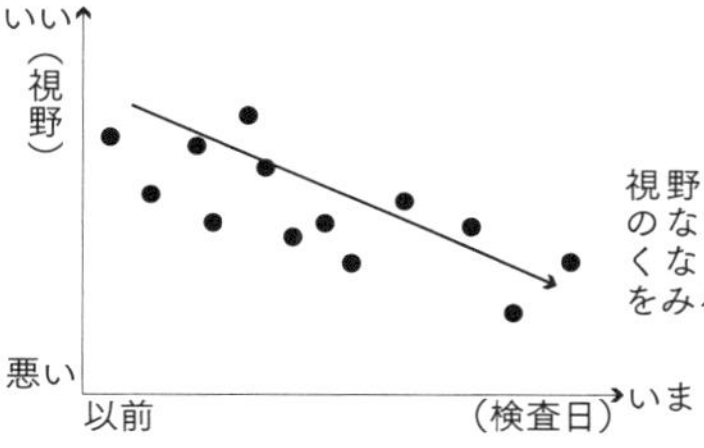
視野はばらつきのなかでどう悪くなっているかをみる

○視野検査の受け方

視野検査の受け方について医者はさらっと説明します。しかし、あなたにとってはわかりにくいものです。そこでうまくできているか心配になってしまい、検査がうまくいかなくて悪くなったらどうしようと心配になってしまいます。

視野検査を受けるとき、まばたきは自由にしてください。検査だからといって必死に目を開けることがありますが、多少のまばたきは問題ありません。おでこを機械にしっかり付けて離れないようにしましょう。機械から離れてしまうと視野が変わってしまいます。最初は「これでボタンを押していいのかな？」と不安に思うことがあるかもしれませんが、自信を持って押してください。

「年だから反応が遅い」という場合も年齢を考慮して検査を自動でしてくれます。あまり心配しないでください。大切なのは、病院の言う視野は「まっすぐ見たままどこまで見えるか」です。きょろきょろすると不正確になってしまうのでまっすぐ見ましょう。

視野検査は長い時間がかかる検査ですこし疲れてしまいます。費用もそれなりにかかるため視野検査が嫌になるかもしれません。けれども緑内障は視野を悪くしないのが大切で視野検査ができないと治療の基本を踏み外してしまいます。大変かもしれませんが頑張って検査を受けましょう。どうしてもつらい場合は、右目と左目を別の日にするなど分割して検査を受けることも可能ですので、病院とよく相談してみてください。

「視野検査の期間があいているので、その間に視野が悪化しないか心配になる」

そんなことはないでしょうか。視野検査の期間をあけるのは細かく検査しても大きく変わらないことが多いからです。また検査には時間も費用もかかるので、なるべくあなたに負担をかけないように医師が考えている場合もあります。あなたにとっては不安だからなるべく検査してほしいのに、医師が検査は大変だろうと気をまわして検査をしない。そういうすれ違いがよくあるのです。

遠方の山間部にお住まいの方がいました。診察に来るのにタクシーを使わなければならないので負担になるだろう。私はそう思って診察間隔や検査の間隔をなるべくあけるように考えていました。そのとき、その方が申し訳なさそうに私に言うのです。

「先生、私、心配なのでもうちょっと頻繁に診ていただくことはできないでしょうか」

私にとっては意外なお話でした。年金生活で大変だというお話も以前に聞いていたので、

「大丈夫ですか。遠いし大変でしょう？」と言うと、

「はい。確かにそうなんですが、こういうことでもないとこっち（市街地）に来ないから。いい機会ですし、気晴らしにもなるんです。先生に診てもらうとそれだけで安心なんです」とのことでした。

医学的に正しい治療をしていれば治療方針は変わらず、患者さんが目薬をさしている限りは頻繁な検査はしなくても大丈夫。医者として理論的にそう考えていました。しかし、その考え方には血が通っていなかったのです。

患者さんは「大丈夫でしたね。眼圧はいくつですよ」という私の言葉に安心感を覚える。そういうことにまで気をまわせていなかった自分を恥ずかしく思いました。また失礼ながら「この人は大変だろう」と勝手に気をまわしていたことが、ご本人のためになっていなかったことを反省しました。患者さんも、「先生は忙しいからなるべく診察に来ないほうがいいのだろう」と、気をまわしてくれていたのです。お互いに間違った方向に気をまわしてしまい、結果すれ違いが起きてしまっていたのです。そしてそれを正してくれたのが患者さんの言葉でした。これからは気を付けようと思っていますが、私も完璧ではありません。このように、あなたがどうしてほしいかはあなたから医者に意思表示しないと伝わらないこともあるのです。

ただ医学的なことを言うと、治療方針が変わらないことや視野検査の期間が長いということは、安定していて悪化の一途をたどっていないということなので、その点はご安心ください。もし本当にあなたの状態がみるみる悪くなっているのなら、同じ治療方針ということもないですし、視野検査をたまにしかしないということもなく頻繁に検査をするはずです。

緑内障の新しい検査

緑内障の検査は眼圧・視野が主なものです。また目の視神経を確認していました。しかし、今ではOCTといって目の神経の状態についてより詳細に調べる検査ができました。

この検査ですと、ぱっと見はわかりにくい目の視神経の状態を調べることができます。また、網膜の中心の厚みを測ることもできます。この検査の何がいいのでしょうか？

緑内障は眼圧により視神経にダメージがきて結果として視野が欠ける病気です。これまでは視神経の状態の詳細な観察が難しかったので、「視神経がダメージを受けている」という大雑把な把握にとどまっていました。

けれどもOCTを使うことでどの程度、そしてどこにダメージがきているかがわかります。すると「そのうち視野がかけるであろう」という状態で、極早期に発見することが可能になったのです。そのことは、前視野緑内障（ＰＰＧ）といわれて最近注目されています。

○前視野緑内障（ＰＰＧ）

視野に異常が出る前の緑内障の状態です。そのためぎりぎり緑内障にはなっていないのですが、そのうちに緑内障になる状態。それならば、その段階から治療を開始しておくという考え方があります。

ただしＰＰＧを発見するには、ＯＣＴなどの施設がある程度整っていないと難しいため、すべての眼科で可能なわけではありません。

また、「絶対に治療が必要」なわけではなく「早めの治療を考えてもよい」という状態です。

しかし、このことを知っておけば普通の人よりはより早く治療を開始することができき、何もしなければ10年後に手術を必要としていたのに、手術がいらなくなるかもしれません。そのため、「前視野緑内障」という概念が出てきていて、治療をすることができるということを知っておくことが、重要になっているのです。

これだけは医者に聞いておきなさい

もしあなたが緑内障と言われたとき、絶対に医者に聞いておくべきことが一つあります。それは、

「飲んではいけない薬はないか」です。

緑内障の状態によっては、飲んではいけない薬のある体質をもつ方がいます。内視鏡検査のときの薬、目薬、風邪薬、睡眠薬などに制限があります。これらの薬によって急に頭が痛くなったり吐き気がしたりすることがあるのです。

そういう状態の緑内障を閉塞隅角《へいそくぐうかく》緑内障といいます。ほとんどの緑内障は開放隅角《かいほうぐうかく》緑内障です。数字で見てみると、緑内障の8割ほどが開放隅角緑内障で、1割が閉塞隅角緑内障、残りの1割にその他の緑内障（続発緑内障など）があります。

つまりほとんどの方が開放隅角緑内障というわけです。しかし、あなたがどんな緑内障かを知っておくのは重要になります。続発緑内障の場合は糖尿病やぶどう膜炎などという他の病気から起こります。ですからどんなに頑張って緑内障の治療を行っていても、他の病気の治療をおろそかにしては意味がありません。そして何より普通は「あなたは緑内障です」とだけ言われるので、その薬が使えるか使えないかはわかりません。

そうすると、眠れなくて内科で睡眠薬を出していただくことになったときに、「緑内障ならこのお薬は使えませんね」と言われてしまうかもしれません。おなかが痛くて内視鏡検査をすることになったときに、「緑内障だからお薬が使えませんね」と言われてしまうかもしれません。

ですから「緑内障です」と言われた場合は、「使えない薬がないかどうか」「開放隅角緑内障か閉塞隅角緑内障か」を確認しておくことが大切です。

そしてもう一つは現在の状態が「初期」「中期」「末期」のどれにあたるかを聞いておきましょう。初期や中期であれば様子をみることができますが、末期であれば今後のことをすぐに考えなければいけません。末期であっても自覚が乏しいこともあるのでぜひ聞いておいてください。

第4章

あなたの治療効果を倍増させる目薬・最新治療

目薬を知ればすべてがわかる

緑内障はかつて手の施しようがありませんでした。けれども最近ではいい薬がどんどん出てきています。あなたはどの薬をもらっているのでしょうか。

ついつい目薬は言われたままにさしているだけになってしまいます。1日1回の目薬ですむのに1日2回さしていることもあります。本当は副作用で体の調子が悪いのにそのことに気づかないこともあります。

繰り返しになりますが、緑内障の薬は眼圧を下げることが目的です。

「眼圧→神経→視野→失明」

という流れがあるため、眼圧を下げることで失明を予防するのです。

ある男性は仕事の合間を縫って何とか眼科受診をしていました。あるころから息苦しくなり喘息《ぜんそく》になってしまいました。眼科ではそのことを告げていませんでした。大人になってからも喘息になることはあるのです。この男性は大人になって初めて喘息になったのですが、こんなに苦しいものだとは思わなかったそうです。横になって寝ることもできず、上半身を起こしていないと苦しくて仕方ないこともしょっちゅうでした。息苦しくて死んでしまうのではないかと思うほどでした。

吸入薬を使って何とか過ごしていましたが、なかなか改善の見込みがありませんでした。内科に入院していたその方をたまたま診ると、使っていた目薬は喘息にはよくない薬でした。内科の治療のかいもあり、またその薬をやめたかいもあり、息苦しさが減って死ぬかと思うような経験がなくなったということです。

その方もまさか目薬が喘息に悪いとは思っていませんでした。目薬といえども副作用を引き起こします。知っていれば容易に対応ができるのです。

そして、目薬を知るうえで、まず知ってもらいたいことは「名前」と「副作用」です。「副作用」を知るのは自分の体を守る意味で大切です。

しかし、薬の名前はカタカナで書かれていて非常に覚えにくい。意地悪をしているのではないかと思うぐらいややこしい名前です。診療のときに「これまで赤い色のフタの目薬を出していただいていました」と言っても、赤い色のフタの目薬はたくさんあるのでどの目薬かわかりません。間違った薬を処方することにもなりかねません。ですから名前を知っておけば安心です。また、名前を知っていることで救われることもあります。

東日本大震災のとき、私はインターネット上で被災者の方やその家族からの医療相談を受けていました。家屋は倒壊し避難所に皆さん集まっていました。もちろん目の病気を持った人もたくさんいます。大災害のときに目のことを？　と思うかもしれませんが、失明するかもしれないと言われている方にとっては本当に大きな問題です。

そんなときある方からこんな相談を受けました。

「いままで目薬をもらっていたのですが、ささなくて大丈夫でしょうか」

残念ながら目薬の名前がわからなければお答えすることはできません。仮に病院に来たとしてもさしていた目薬がわからないと困ってしまいます。

一方で避難してきた方が私の病院に来たこともありました。家もなくなって保険証も何もかも流されてしまって、自分が自分であることを証明する書類さえないという方でした。しかし、

「○○という薬と、△△という薬を使っています」

と明確に薬の名前を覚えていました。そのためスムーズに診療ができ、その方はこれまでどおりの薬をもらって安心して治療に臨むことができたのです。

名前をうろ覚えでもいいので覚えておくと親近感も出て、あなたが自分の治療に積極的にかかわれるようになるのです。目薬にも愛情をかけてほしいのです。

薬に対しては医師によっていろいろな考え方があります。あいまいなことを言うとわかりにくいので、あくまで私の考え方を紹介したいと思います。極めて一般的な説明ですが「私はそうは思わない」という医師がいることも一応付け加えておきます。

主に三つの薬が使われています。それに加えて新薬が出ています。

名前は覚えやすいようにこじつけ（ごろ合わせ）を入れています。ちょっと無理やりですし、そこまでして覚えなくてもと思いますが、少しでも記憶に残ればと思いつくってみました。

頼りになる目薬――PG関連薬

PG（プロスタグランジン）関連薬《かんれんやく》と読みます。

キサラタン®、トラバタンズ®、タプロス®、ルミガン®があります。キサラタン®にはジェネリック医薬品があるので実際にはもっとたくさんの薬がありますが、この四つと思えばわかりやすいです。この四つの種類の薬が日本および世界での基本的な薬です。

P&Gといえばアリエール®やボールド®などの洗剤、シャンプーからオムツまで取り扱う大企業ですが、ＰＧ関連薬もそれに匹敵するぐらい頼りになる存在です。

【ＰＧ関連薬】

回　数――1日1回

効　果――大

副作用――目の周りが黒ずむ、まつげが伸びる、充血、まぶたが落ち窪《くぼ》む

毎日お風呂に入らない人は要注意です。実際「お風呂に入る前に目薬してくださいね」と言っていたのですが、2日に1度しかお風呂に入らない方がいらっしゃって、目薬をついつい忘れてしまいがちになったということでした。

片方の目だけ目薬をさす場合、そちらだけ黒ずんでまつげが伸びるので気になることもあります。そういう場合は医師に相談して両方につけることや、他の薬にするかなどを相談されたほうがいいでしょう。

特に何も言われないと医師としては「きっとこれで満足しているのだろう」と思い、

そのまま薬を継続してしまうことが多いものです。

また薬によっていろいろな特性があります。長く使われていて安心な薬、ジェネリックがある薬、点眼瓶が持ちやすく手の力が弱い人でも使いやすい目薬、黒目にやさしくゴロゴロしにくい目薬、他のものより効果が高い薬もあります。ちょっと合わないなと思ったり、困ったことがあったら相談してみましょう。

○キサラタン®
覚え方――「貴様！」　貴様！と怒っている人をイメージ
特　徴――もっとも古いもので安心。ジェネリックが多い
フ　タ――白色

○トラバタンズ®
覚え方――「虎」　トラが目薬をさしている
特　徴――ゴロゴロしにくい

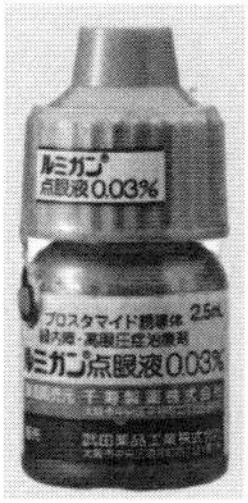

ルミガン®

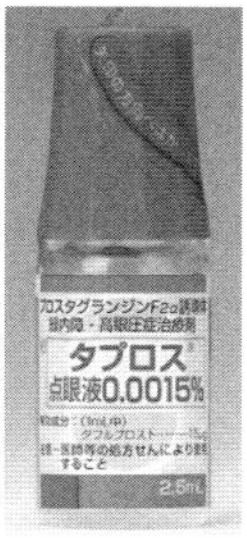

タプロス®

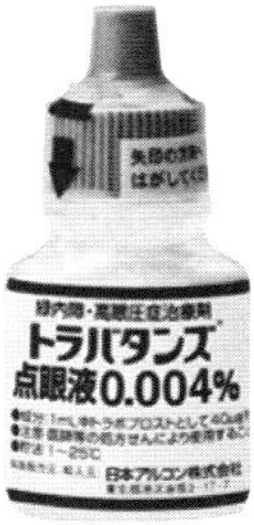

トラバタンズ®

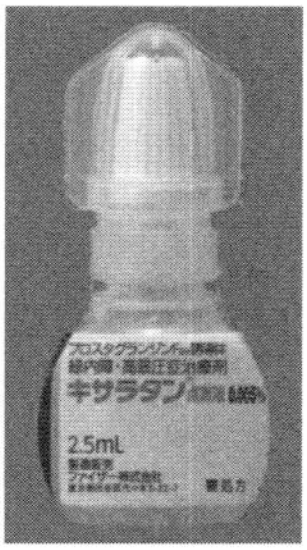

キサラタン®

フ　タ――薄紫色

○タプロス®

覚え方――「(木村)タプヤ」　木村拓也を思い描く

特　徴――点眼瓶が使いやすく力がなくても使える

フ　タ――緑色

○ルミガン®

覚え方――「(小柳)ルミ」　小柳ルミ子を思い描く

特　徴――効果が最も高い

フ　タ――青色

【イオンチャネル開口薬】

これらの四つの薬の他にレスキュラ®という薬もあります。これは1日2回の目薬です。目の周りが黒ずむという副作用が少ないのがいい点です。ただ目に小さな傷がつきやすいということがあります。ですから、片目に目薬をする方や黒ずみが気になる方にはよい薬となります。比較的歴史のある薬であるため多くのデータが集められています。そういう意味では安心できる薬ともいえます。

回　数――1日2回
効　果――中
副作用――異物感など

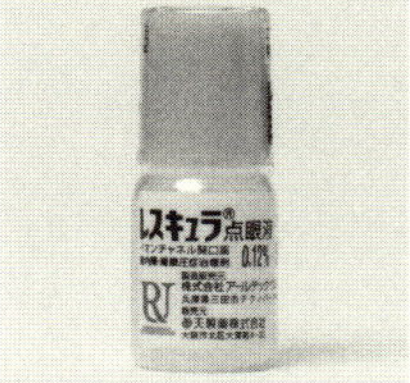

レスキュラ®

○レスキュラ®
覚え方——「レスキュー」　レスキュー隊が目薬をさしている
フ　タ——緑色

使用感が悪いけれど安心——CAI（シーエーアイ）

トルソプト®、エイゾプト®という薬がこれにあたります。眼圧を下げる効果は中程度ですが副作用が少ないために使用されやすいです。ただし目薬の回数が多く、使用感が悪いのが難点です。1日に2〜3回目薬をささなければいけないので、特にお昼の目薬を忘れる人が多いようです。もし忘れてしまった場合は、気づいた時点で目薬をさしたほうがいいです。

この目薬の特徴として「しみる」「一時的にかすむ」ということがあります。

「しみるのだがこの薬は大丈夫だろうか」

と心配になると思いますが、しみるのはこの薬では一般的です。また、「目薬をして一時的にかすむのも大丈夫だろうか」と心配になりますがそれも一般的です。二つの薬を比較してみました。

どちらかというとしみる感じ――トルソプト®＞エイゾプト®

かすむ感じ――エイゾプト®＞トルソプト®

となります。

医師がしみる、一時的にかすむということを言わずに処方することがあります。そこで心配されると思いますが、そもそもそういう薬であるということを知っていれば安心です。また、しみる感じや見づらい感じがどうしてもつらい場合は医師に言うといいでしょう。

回　数――1日2～3回

効　果――中

特　徴――一時的にかすむ、しみる

○トルソプト®

覚え方――「鳥」　鳥が目薬をさしている

特　徴――しみる

フ　タ――黄色

○エイゾプト®

覚え方――「エイ」　エイが目薬をさしている

特　徴――一時的にかすむ

フ　タ――オレンジ色

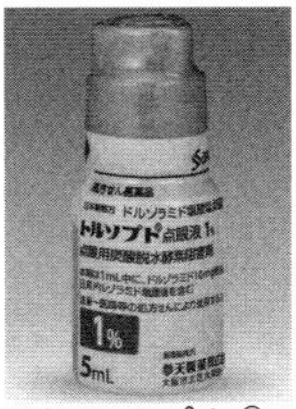

トルソプト®

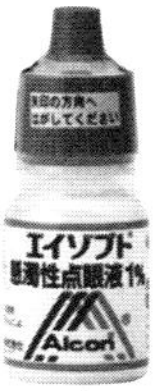

エイゾプト®

副作用に気を付けたい目薬――βブロッカー

β《ベータ》ブロッカーという薬があります。眼圧を下げる効果は中程度です。チモプトール®が代表的ですがたくさんの薬があります。点眼回数は1日に1～2回となります。かなり古くから使われている薬で、昔から緑内障治療を受けている方はこの薬を使っている方が多いでしょう。副作用として心臓や肺にわずかながら作用します。そのため心臓が弱い人や肺に病気がある人は注意が必要です。ですが、医療機関では心臓や肺の検査をしてから使うということまではしません。あくまであなたに病気がないかどうかの自己申告となっています。

βブロッカーには、1日2回のものにチモプトール®、ミケラン®、ベトプティック®、ハイパジール®、1日1回のものにチモプトールXE®、リズモンTG®、ミケランLA®、ミロル®があります。

似たような名前があるのに気づくでしょうか。昔は1日2回の目薬しかなかったのですが開発により1回ですむようにしたのです。例えばチモプトール↓チモプトールXE、ミケラン↓ミケランLAというように1日2回のものを1回にしたため、似たような名前のものが多くあるので注意が必要です。

特に引っ越しなどで病院を変わった場合、ミケランLAをいままで使っていたのにミケランに変わったのなら1日2回にしないと、効果が落ちてしまいます。容器も似ているので1日1回の目薬なのか、2回の目薬なのかを注意して確かめてください。

もし目薬を使っている最中に心臓の病気や肺の病気を発症した場合には、速やかに医者に言ってください。知らずに使っているとよくない効果が表れることがあるので注意が必要です。特にこの薬を使っている場合は正しい目薬の仕方、涙の通り道をきちんと押さえて副作用が全身に出ないように注意することが必要です。

回　数——1日1～2回

効　果——中

副作用――目の傷、心拍数低下、血圧低下、喘息、肺の調子が悪くなる

○チモプトール®
覚え方――「チップ」
フタ――青色

○チモプトールXE®
覚え方――「チップ」
フタ――ピンク色

○リズモンTG®
覚え方――「リズム♪」
フタ――オレンジ色

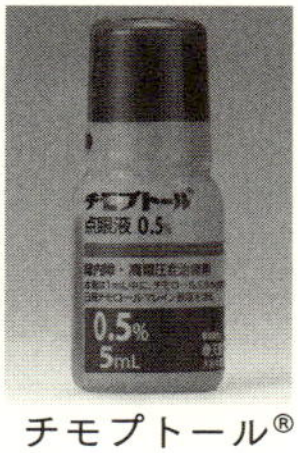

チモプトール®

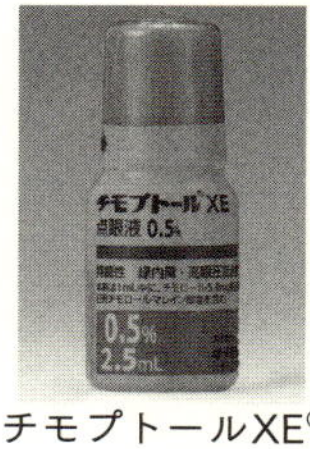

チモプトールXE®

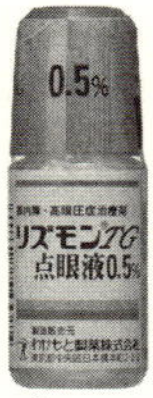

リズモンTG®

○ミケラン®

覚え方――「三毛猫」

フタ――赤色

○ミケランLA®

覚え方――「三毛猫」

フタ――黄色

○ベトプティック®

覚え方――「ベトベト」

フタ――白色

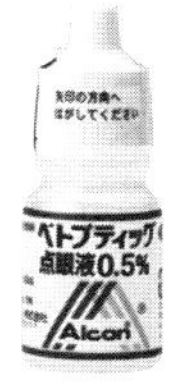

ベトプティック®

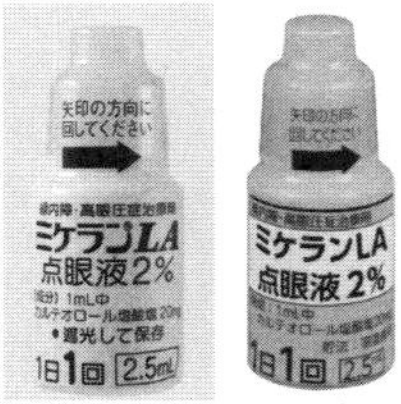

ミケランLA®

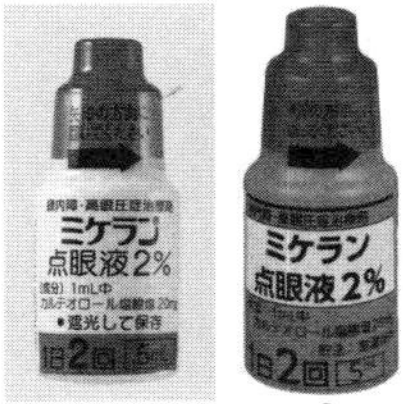

ミケラン®

○ハイパジール®

覚え方——「ハイター」

フ　タ——緑色

○ミロル®

覚え方——「ミロのビーナス」

フ　タ——青色

【いろいろな薬たち】

効果は強くないですが、追加などの場面や状況によって使うことがある薬です。

○デタントール®

効果は低いですが副作用も少ないので使いやすい薬です。どうしても手術はできな

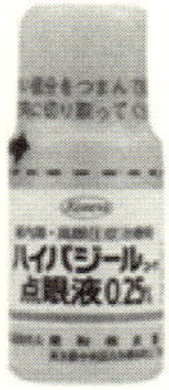

ハイパジール®

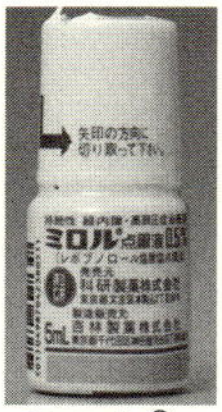

ミロル®

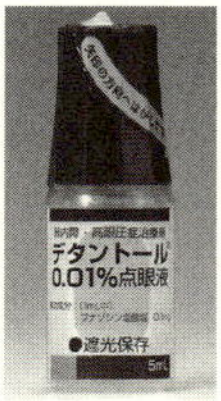

デタントール®

いけれども目薬はしっかりできる人にはこれを使うことがあります。あくまでも補助的に使う目薬と思ってください。

回　数――1日2回

副作用――充血

○ピバレフリン®

現在ではあまり使われることがなくなりましたが、かつてはよく使われた薬です。頭痛や動悸《どうき》、発汗、手のふるえ、充血をすることがあります。瞳が開いてしまうため多少見づらくなります。

回　数――1日2回

副作用――充血、血圧上昇、まぶしくな

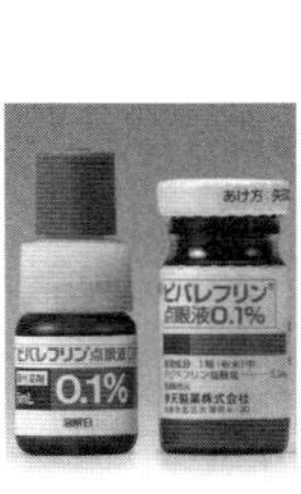

ピバレフリン®

る、閉塞隅角《へいそくぐうかく》にはよくない

○サンピロ®

瞳が閉じるため多少見づらくなります。

現在では緑内障発作の状態には使いますが、継続して使うということは少ないです。

回　数――1日3～5回

副作用――暗く見える・炎症が強くなる

などがあります。

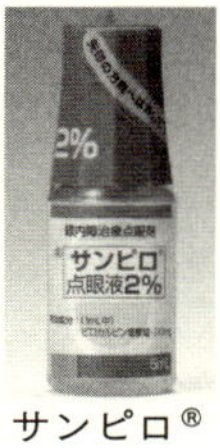

サンピロ®

期待できる新薬

ここ数年で多くの新薬が出ています。これにより緑内障の治療は大きく変わりました。これまではメインの三つの薬をどう組み合わせるかだけでしたが、新しい薬の登場により変わったことが三つあります。

(1) 薬を混ぜたものができた

目薬の種類が増えると何度もさすのが大変です。また2種類の目薬をする場合は1種類ともう1種類の間は5分あけたほうが効果的です。ということは、目薬をさして5分まって、また目薬をささなければいけない。そうなるとついついおっくうになってしまいます。

そこでできたのが目薬を混ぜたものです。目薬を1回さすだけで2種類分の目薬を使うことができるのです。

(2)　新しい選択肢ができた

いままでは基本の3種類で目薬治療をしなければいけませんでした。そのため副作用で使えない薬があると2種類または1種類しか使えず、効果があまり出ませんでした。しかし、新しい薬のおかげでその他の選択肢ができたことになります。手術をしなければいけないほどだった人が目薬でどうにか過ごせることもあります。

■薬を混ぜたもの

緑内障の目薬を忘れずしっかりさせているでしょうか。こう聞くと「はい大丈夫です」と私の前では答えますが、看護師さんの前では「実は目薬をしていなくて……」と正直に話してくれます。医者の前では目薬はさしていないとは言いにくいものです。

目薬は3種類もさすとなるとついつい忘れてしまいます。それが自分のためだとわかっていてもそうです。もっと簡単にする方法はないでしょうか。そこで出てきた新薬が合剤《ごうざい》です。

簡単にいうと二つの薬を混ぜただけの薬です。

「そうか、混ぜればいいのか」

と、家にある目薬を混ぜてもダメです。

薬の配合状態を考えないと効果がなくなってしまうからです。ボトルに詰める時点で正しく混ぜてかつ、混ぜても大丈夫な成分にするためのつなぎが必要だからです。

この合剤という薬はあなたが希望しないと処方してくれないことが多いです。なぜなら、あなたはいままで3種類を一生懸命さしてこられていたのだから、ここで特に変える必要はないだろうと医者は考えてしまうからです。

ですから、もし目薬の回数を減らしたい場合はそのことを医者に言ってください。

「合剤にしてください」とは言いにくいと思います。またそういうふうに言われることを嫌う医者がいるのも事実です(気持ちょく応じてくれるのが一番いいのですが)。そこでお勧めなのが、

「混ぜたお薬があると聞いたのですが、私にはどうでしょうか」

「お友達がこのお薬を混ぜたものを使っていると聞いたのですが、私にはどうですか」

というように聞くと受け入れてくれやすいです。

【新合剤（PG関連薬＋βブロッカー）】

これまでにPG関連薬とβブロッカーを使っていた人はそれを混ぜ合わせた薬にすることができます。例えばPGで1日1回、βブロッカーで1日2回の目薬をしていた場合は、合計3回から1回へと目薬の回数を大きく減らせます。しかし、2回さしているのを混ぜて1回にするので効果が若干落ちるという問題点もあります。

副作用については混ぜた薬なので2種類分の副作用が出る可能性があります。具体的にいうと、目の周りが黒ずみ、まつげが伸びる、充血、まぶたが落ち窪む、目の傷、心拍数低下、血圧低下、喘息、肺の調子が悪くなる、です。

これにはデュオトラバ®、ザラカム®、タプコム®などがあります。

○デュオトラバ®

トラバタンズ®とチモプトールを混ぜた薬です

覚え方――「狩人（人気デュオ）」

フ　タ――青色

○ザラカム®

キサラタン®とチモプトール®を混ぜた薬です

覚え方――「ザラザラ」

フ　タ――黄色

○タプコム®

タプロス®とチモプトール®を混ぜたお薬です。

そのため合剤を使いたいけれどもキサラタン®が効きにくい人、タプロスの方がよく効く人におすすめです。

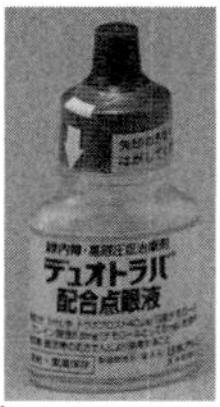

デュオトラバ®

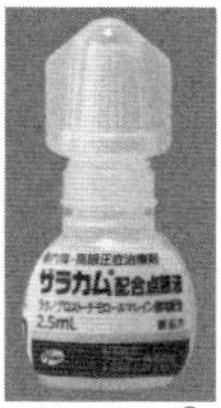

ザラカム®

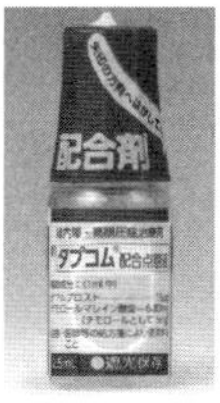

タプコム®

覚え方――「たぷたぷ」
フタ――「オレンジ」

○ミケルナ®

キサラタン®とミケランLA®を混ぜたお薬です。ほかのザラカム®・タプコム®などは本来1日2回点眼のチモプトール®を混ぜているので1日1回でいいのか？　という疑問がありました。

しかし、このミケルナ®であれば1日1回点眼のミケランLAを混ぜているために「1日1回点眼で十分」というお薬です。

覚え方――「三毛猫」
フタ――「オレンジ」

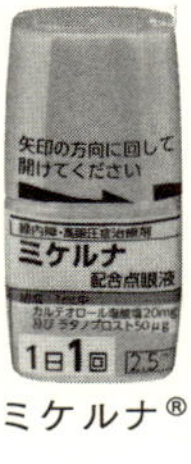

ミケルナ®

【新薬合剤（βブロッカー＋ＣＡＩ）】

βブロッカーとＣＡＩを使っていた人はこれに変えることで効果を発揮できます。副作用については、どちらの薬も混ぜただけなので2種類分の副作用が出る可能性があります。目の傷、心拍数低下、血圧低下、喘息、肺の調子が悪くなる、しみる、見づらくなるなどです。

これには、コソプト®、アゾルガ®という薬があります。

○コソプト®

トルソプト®とチモプトール®を混ぜた薬です

覚え方――「コソ泥」

フ　タ――オレンジ色

○アゾルガ®

エイゾプト®とチモプトール®を混ぜた薬です

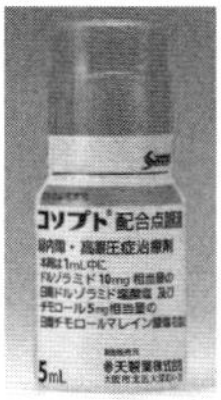

コソプト®

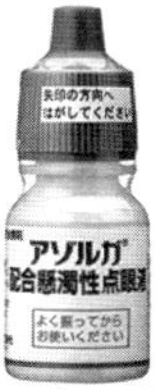

アゾルガ®

覚え方――「あご」
フ　タ――紫色

■新しい選択肢

新しい薬の場合は医者がなかなか処方をしないところがあります。なぜなら、新しい薬なのでどういうものなのか様子を見ようというスタンスの人がいるからです。確かに多くの人が試したのを見てから処方したほうが安心は安心です。でも、もしあなたの状態がせっぱ詰まっていたら、そう言っている場合ではありません。あなたがいまの薬の副作用に困っていたら、変えたほうがあなたのためになるわけです。

ここでも、あなたから「○○というお薬を使いたいです」と言われることを嫌う医者は多いです。なぜかというと、この言葉が「先生の治療方針を信頼していないから、私の言うとおりに薬を出しなさい」と聞こえてしまうことがあるからです。あなたはそんなつもりでないことはわかっています。少しでもよくなりたい一心で言っているのですが、どうしても悪くとってしまう医者がいるのも事実です。

ですので、ここでも「○○というお薬が出たって聞いたのですがどうですか」とか「○○というお薬を友達が使っているみたいなのですが、私にはどうですか」と伝えたほうがスムーズに事が進むと思います。

【α《アルファー》２刺激薬】

アイファガン®と呼ばれる薬がここに当てはまります。１日２回の目薬となります。α２刺激とは体の神経に効くものです。水の流れをよくしてくれ、眼圧を下げてくれます。

この目薬の副作用として眠気、めまいがあります。運転する場合は注意が必要です。また、脈が遅くなったり血圧が下がったりすることがありますので、もし心臓に関する病気や不整脈がある場合は必ず医師に言ってください。

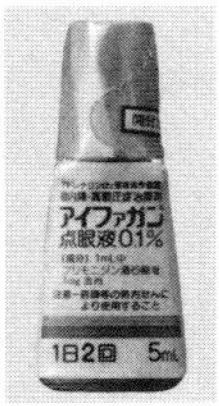

アイファガン®

この薬が出たことで何がよいかというと、これまでの3種類（PG関連薬・CAI・βブロッカー）を使っていても効果が不十分だった人はさらに追加して効果を出すことができます。これまでの副作用で目薬があまり使えなかった場合に、この薬なら大丈夫ということもあるのです。

回　数――1日2回
効　果――中
副作用――眠気、めまい、血圧低下
覚え方――「愛」
フ　タ――灰色

○Rhoキナーゼ阻害薬（グラナテック®）

このお薬の眼圧を下げる効果はPG関連薬以外の薬（CAI・βブロッカー・α2刺激薬）とほぼ同じぐらいと言われています。副作用としては目が赤くなることがあります。目が赤くなるというの

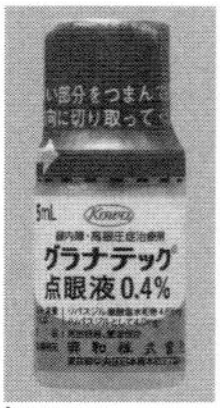

グラナテック®

は悪い点としては見た目の問題があります。いい点としては血流がよくなることです。

このお薬が特徴的なのはこれまでの点眼薬とちがい目の玉の中の水の自然な流れを促してくれるということです。

覚え方――「グラグラ」
フタ――緑
回数――1日2回
効果――中
副作用――目が赤くなる

Rhoキナーゼ阻害薬・α2刺激薬が出たことで、充血に関連する目薬の順番が重要になりました。これまでは目薬の順番はそれほど気にしないで、ということでしたが、Rhoキナーゼ阻害薬の副作用である充血をある程度抑えるための順番があるのです。

それはRhoキナーゼ阻害薬↓α2刺激薬　という順番で目薬をすることです。α2刺激薬は白目の充血を抑える効果もあるので、この順番のほうが充血が目立ちにくいのです。

■目薬をさす順番

目薬をさすときよりよい順番はあるのでしょうか。どろっとしたものは長く目の表面にとどまろうとするので他の目薬をすぐにつけてしまうと効果が減ってしまいます。

また緑内障の薬以外にドライアイの薬や白内障の薬などをもらっている場合は、その目薬を先につけましょう。ドライアイの目薬や白内障の目薬より緑内障の目薬のほうが重要です。重要なものは後にしたほうが効果が出やすいのです。

【飲み薬】

○ダイアモックス®

ダイアモックスという飲み薬を緑内障に使うことがあります。効果があるのですが、副作用としては、血液中のカリウムが減って体のバランスが崩れやすいことと、腎臓や肝臓に負担をかけやすいということがあげられます。また、人によっては手足にビリビリとしびれるような感覚が出ることがあります。

長く飲んでいる場合は腎臓や肝臓にも注意しましょう。

○メチコバール®

神経を強くする目的で使われることが多い薬です。ビタミンB_{12}が主な成分となっています。そのため副作用がほとんどないため使いやすい薬です。市販のビタミンBを買って飲んでもらうこともあります。

○カルシウム拮抗薬（血圧の薬）

アムロジン®、ノルバスク®、アダラート®があります。血圧を下げる薬ですが、そのついでに血管を広げて血流をよくするために使用することがあります。特に高血圧がある人の場合は、その治療も兼ねて使用できるのがいい点です。緑内障に使っていいと国が決めていないので血圧が高い人にだけ使用できる薬です。問題としては血圧が下がりすぎてしまうことがあることです。基本的に内科の先生が処方する薬ですが、内科の先生と相談してなるべくこの薬にしてもらうことがあります。このような理由ですのでびっくりしないでください。

第5章

これを知らなきゃ後悔する
——病院では聞けないこと

信頼できる医者・できない医者

病気になって治療するとき、あるいは予防や検診を受けるときに信頼できる医者にかかれるかどうかは重要です。やぶ医者にかかってしまえば、治療方針も誤った方向に向かうのはいうまでもありません。

では、信頼できる医者はどう見分ければいいのでしょうか。

経歴や実績が頼りになることはありません。頼りになるのは「口コミ」「職員の態度」「医者の話し方」です。できれば病院に行かずに信頼できるかどうかを知りたいものです。そのときに頼りになるのは口コミです。お友達がどう言っているかを聞くと、少なくとも「とても変な医者」には当たらないですみます。

病院の職員の態度も重要です。いい医者のそばにいる職員は自然とあなたに対する態度もよく、医者に対する態度もいいものです。権威的でよくない医者であれば、そのそばにいる職員は医者の前だけ一生懸命であなたの前では適当に過ごすでしょう。

そして本当にひどい医者の場合には、「この先生にかからないほうがいいよ」と職員がこっそり言ってくれることさえあります。

医者の話し方も重要です。話し上手である必要はありませんが、信頼できる話し方かどうかが大切です。何かを隠しているようなそぶりを見せているようでは信頼できません。あなたも普通の友人や仕事相手であれば相手が信頼できるかを見抜くことができるはずですが、医療となると「信頼できなさそうだが技術はよいかも」と思ってしまいます。

いくら高い技術を持っていても信頼できない医者は何かを隠していたり、よくない医療をしたり、儲け主義に走ることだってあります。技術よりは信頼が大切です。

では信頼できない医者にかかってしまった場合、または信頼できそうなのだが他の医者に意見を聞きたい場合はどうすればいいでしょうか。「他の医者に意見を聞きに行くので紹介状をください」と言えればいいのですが、なかなか面と向かっては言いにくいものです。そういうときお勧めしているのは、「実は息子(娘)が○○先生にもかかれっていうので、一度診察受けてきますので紹介状を書いていただけませんか」という言い方です。

こうすると、家族のせいにできるので角が立ちません。

「もうあんな信頼できない医者には会いたくない」という場合は、ご家族に行ってもらって紹介状を書いてもらうこともできます。

■緑内障の専門医に診てもらったほうがいい?

緑内障になったとき、緑内障の専門医に診てもらったほうがいいのでしょうか。もちろん近くに専門医がいる場合はそれがいいと思います。しかし、近くに緑内障の専門医がいない場合に、わざわざ遠くまで行って専門医の治療を受けなければいけないというのはかなり進んだ状態といえます。

非専門の医者を馬鹿にする人もいますが、私は日本の開業医のレベルは高いと思っています。これはうわべで言っているのではありません。私の父も近くの開業の医者に診てもらっています。全く問題ありません。そして開業の医者のなかにも緑内障を専門とする医者はたくさんいます。

何よりも近くの医者のほうが何かあったときすぐに対応してくれます。目がゴロゴロした、目やにが出た、そういうことにも対応してもらえます。もちろん日々の緑内障も診てもらえます。今後、緑内障以外の目の病気にかからないとはいえません。ですので、近くの先生に診てもらっているほうが安心できるのです。

■聞きたいことが聞けない

緑内障という病気の治療は主に目薬によるものです。そして長い期間続けなければいけません。そうなるといつしか習慣化してなあなあになってしまったり、詳しい説明が行われなくなったりしてしまいます。特に日本の医療は「3時間待ち3分治療」と言われるように、短期間で診察をして治療を決め、薬を出します。そうなると、あなたは聞きたいことも聞けなくなってしまいます。医者がちゃんとお話ししてくれればいいのですが、なかなかそうはいかない。

どうすればいいのでしょうか。

書いて渡すという方法がお勧めです。わからないことや質問事項、また余っている薬の数、定期的な診察であれば次の診察日までに必要な目薬の数を書いておいて医者か看護師に渡すといいでしょう。少し話しやすい医者なら直接渡すといいのですが、そうでなければ看護師や周りの人に渡してください。偉そうにしていて話しにくい医者には紙を渡すのも至難です。看護師さんであれば医者にうまく話をしてくれて聞きたいことが聞けるようになります。さらに詳しく医者とのコミュニケーションの取り方を知りたい場合は、拙著『伝え上手な患者になる！』(自由国民社)を見ていただければと思います。

なぜ医者によって言うことが違うのか？

緑内障の診断・治療は他の病気に比べると難しいものです。なぜなら緑内障は○○があれば緑内障、というほどわかりやすくなく、眼圧・神経・視野を総合的にみて判断しなければいけないからです。

特に近視がある場合は近視と緑内障を混同してしまうこともあります。また、緑内障によく似ているけれども実は違う病気というのもあるのです。末期の緑内障になると、どの医者が診ても「これは緑内障だ」と診断できるのですが、初期の緑内障の場合は医者によって言うことが違います。

「これは緑内障だから治療をしましょう」

「緑内障の予備軍ですね」

「まだ緑内障ではないから大丈夫です」

あなたにしてみると、最初の医者と次の医者とで全く違うことを言われると、どっちの医者が本当のことを言っているのだろうと心配になるでしょう。

なぜこのようにいろいろな意見が出るのでしょうか。それは「早めに目薬を使って治療したほうがいい」という積極的な治療を推奨する医者と、「ぎりぎりまで目薬をしないほうがいい」という消極的な治療を推奨する医者がいるからです。

「早めに目薬を」という医者は、「目薬は副作用も少ないし、やっておいて損はない。ぜひ早めに治療してこの人の失明を防ごう」と考えています。

「ぎりぎりまで目薬をしない」という医師は、「目薬は一生つけなければいけないのだから、ぎりぎりまで使わないほうがこの人のためだ。副作用が少ないとはいえ負担をかけるのはよくない」と考えています。

どちらの意見にも一理あり、どちらが正しいとは言い切れません。あなたはどう思うでしょうか。あなたの考えに合った医者と治療を進めるのが一番の方法なのです。

ついつい忘れがちな目薬を忘れないとっておきの方法

目薬を忘れないようにと気を付けていても、つい忘れてしまいます。でも、これはあなただけではありません。もちろん目薬をしないと失明へと近づくことはわかっています。でもついつい忘れてしまうのです。ではどうすれば忘れないようにできるのでしょうか。

それは癖にすることが大切です。

朝起きたら顔を洗う、寝る前に歯を磨く、という行動は「しなければ」という気持ちがなく何気なくやっているものです。これは癖になっているから特に考えなくてもできるわけです。子どもの頃は朝起きて顔を洗うのは嫌だったかもしれません。歯を磨くのもそうです。でも毎日続けているうちにそれが癖になってくるのです。ですが、ここにはもう一つポイントがあります。

朝起きたら→顔を洗う
寝る前に→歯を磨く
というように必ずやる行動を結びつけているのです。
毎日お風呂に入る人であればお風呂に入る前に目薬をする、というのは有効な方法です。一方で2日に1回しかお風呂に入らない場合は忘れやすくなります。そこでお勧めしているのは、行動と目薬のセットです。

行動リストとしては、

「朝起きる」「朝ご飯を食べる」「お昼ご飯を食べる」「晩ご飯を食べる」「お風呂に入る」「歯磨き」「寝る前」

があります。これらと目薬を組み合わせると忘れません。

昔は「寝る前には目薬をするな！」と言われていました。それは昔の目薬には水銀が含まれていたからです。そのため寝る前目薬をすると寝ている間に目を大きく傷つけてしまうということがあったのです。しかし、いまの目薬には水銀は含まれていません。安心して寝る前にも目薬をさしてください。

「1日3回目薬を」と言われても、一日の時間をきれいに3等分して目薬をさす必要はありません。あなたが忘れにくいようにしましょう。

例えば次のようなことが考えられます。

【1日合計2回目薬をさす場合】

「朝起きたら」と「寝る前」がお勧めです。

2種類ある場合は、1本目は「朝起きたら」、2本目は「寝る前」とすると忘れにくいですね。

目薬をした後に顔を洗ったほうが副作用が出にくい薬があります。そういう薬は「朝起きたら」にするとよいです。朝顔を洗わないのなら「お風呂に入る前」でもよいですね。

【1日合計3回目薬をさす場合】

「朝起きたら」と「朝ごはん」の後、そして「晩ご飯」の後にすると便利です。お昼にすると仕事や友達との約束などでつい忘れてしまうことがあります。比較的生活が決まっている朝や夜にうまく目薬をさすと忘れにくくなります。

このようにあなたに合った目薬のタイミングがあります。残念ながら私を含め多くの医者はせいぜい「お風呂の前に使ったらどうでしょうか」というアドバイスをする程度です。あなたに合った目薬時間を見つけましょう。

知っておきたいもの・情報

【便利な道具】

「医者とは病気を治すものである」。こう教えられてきましたし、それが正しいと思っていました。しかし、ある経験から大きな学びを得ました。患者さんは病気を治しに来ているのではなくて、人生をよくするために来ている。こんな当たり前のことに気づかされたのです。

ある患者さんは末期の状態でした。私のところに紹介されて来ましたが、残念ながらいまから治療をしてもよくなるものではありませんでした。「有名な先生のところに行けば、たちどころに目がよくなるのでは」。そういう思いでいらっしゃった背景もあり、ご本人や一緒にいらっしゃったご家族の落胆が非常に伝わってきました。

「できないことをやるより、できることをやりましょう」

私はそう言って、いまある視野・視力を生かすことについて相談することにしました。その方の願いとしてはいままでのように見えるようになることでしたが、なぜそうなりたいかというと「友達から来る手紙の返事を書きたい」という思いがあったのです。

そこで機械を使っていまある視力・視野で手紙が読める・書けるようにしました。残念ながら私は目をよくすることはできず、遠くから私を頼ってきたのに申し訳ない気持ちでしたが、その反応は意外なものでした。

「ありがとうございます。とても嬉しいです」

ご本人も奥さんも感動して、私に手を合わせて涙を流して喜んでくれました。

医者も患者さんも病気にばかり注目してしまいます。しかし、幸せな人生のために病気の治療をしているのであって、病気さえ治ればいいわけではないです。病気が治らなければ全部ダメなわけでもないのです。このように便利な道具や方法はたくさんあります。

では、「見にくくなってきたときにとても便利なもの」を紹介しましょう。

図15　見える枠

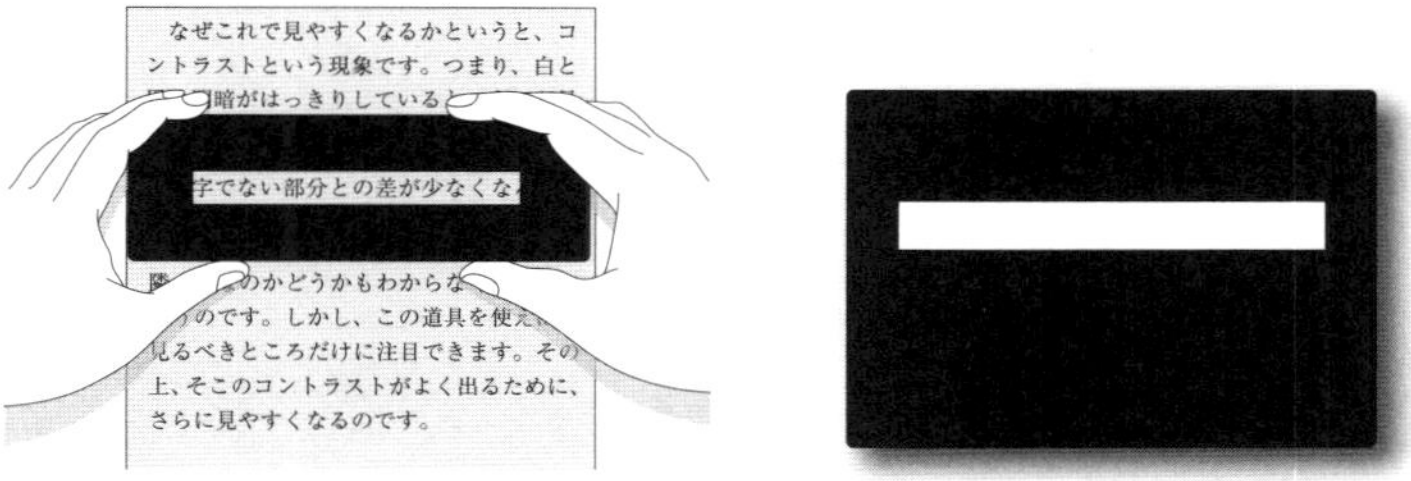

○1分でできる「見える枠」

牛乳パックや段ボールを用意してください。見たいものの大きさに合わせてそのなかをくり抜きます。そして、その周りを黒く塗りつぶしてください。そうして見たいものにその枠を合わせてなかを見てください。そうするだけでいままでより文章が読みやすくなります〈図15参照〉。

はがきや本・読みたい内容に合わせていくつかの大きさをつくることをお勧めします。

なぜこれで見やすくなるかというと、コントラストという現象です。つまり、白と黒の明暗がはっきりしていると、ものが見やすいということです。周りが白や他の色に囲まれていると光が散ってしまい、文字と文字でない部分との差が少なくなるので読みにくくなります。本を読んでいると、隣の行なのかどうかもわからなくなってしまうのです。しかし、この道具を使えばいま見るべきところだけに注目できます。その上、そこのコントラストがよく出るために、さらに見やすくなるのです。

○白黒反転

それ以外にも白黒を反転させると見やすい場合もあります。
次の文字のどちらが読みやすいでしょうか〈図16参照〉。

これもコントラストの問題です。黒と白の差がはっきりするほうが見やすいという現象からきます。視力や視野に問題がな

図16　白黒反転

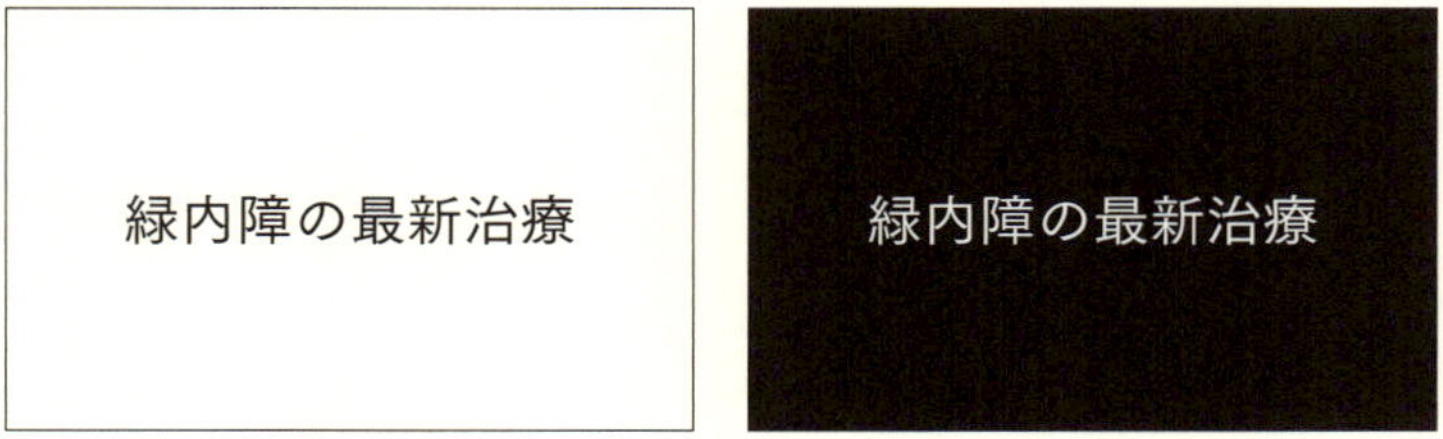

い場合は白地に黒の文字でいいのですが、目が悪くなったときには白が多いと光が反射しすぎてまぶしくなってしまうので、黒地に白の文字のほうが読みやすいのです。黒地に白が読みやすい場合は、コピー機の反転機能を使うとそのように見ることができますので、必要な書類をコピーすれば便利です。

白と黒はコントラストが一番はっきりする組み合わせです。あいまいな地色と文字の組み合わせだと見にくくなってしまいます。白地に黄色の文字だとコントラストは弱くなります。一方、コントラストが強いだけではダメです。赤地に青の文字を書くとチカチカして見づらくなってしまいます。

白地に黒か黒字に白とするのが一番いいのです。

あなたは希望を持っていい

「もうあなたは失明するしかない」
冷たく医者にそう言われると目の前が真っ暗になってしまいます。あなたやあなたの家族がそう言われるかもしれません。

60代の女性は目薬の治療を受けていました。前の医院でしっかりと治療や検査も受けていましたが、「失明する」と言われ不安になったということです。この女性は医者に言われたことをきちんとメモに取っていました。これまでの治療経過・眼圧なども詳細にノートに記録されていました。これだけまじめに治療に向き合っている人はなかなかいません。

しかし、「失明します」という医者の一言におびえて毎日を過ごしているということで、診察にいらっしゃいました。非常に不安で夜も眠れず、睡眠薬に頼っているということです。「考えすぎなんでしょうが、心配性なんです」と自分でもおっしゃっていました。

検査や診察をして現在の状態を詳しく説明しました。そして、治療をきちんと続けていれば失明する可能性は非常に低いことをお話ししました。その女性はとても安心され、その後は睡眠薬もいらなくなったそうです。

医者はあなたにきちんと目薬をさしてほしいために、「失明するぞ！」と恐怖でコントロールしようとすることがあります。もちろん、それで一生懸命治療をする方もいるのですが、一方でこの方のように必要以上に不安にさいなまれてしまう方もいるのです。特にあなたのようにしっかりと知識を蓄えようとする方に恐怖を与えることはいい方法とはいえません。

　またある男性は「もうどうにもならない」と言われてしまいました。実際その方の状態は非常に厳しい状態でした。この状態で「失明しない」なんて無責任なことは言えません。事実を一つ一つ整理しながらお話ししました。この方は「未来に希望が持てない」とおっしゃいます。そこで、再生医療や遺伝子治療・人工網膜のお話をしました。すると、その方の顔がぱっと明るくなりました。もちろん失明しないようにいまの治療を進めるのも大切です。失明したときのために生活を合わせていくこと、心の準備をすることも大切です。そのことも理解してくれました。希望が持てないことにより、いますべきことさえやる気力がなくなってしまったのです。目薬をさすことさえ嫌になってしまったということです。希望を持つことで、今すべきことをまずは頑張ろうと思えて、目薬をさす、治療を受けることに積極的になれました。

　この本でお伝えしていることは普段の診療では医者が言わないことが多いと思います。しかしこれを知ることで、前述の女性のように明るくいい人生を送れるようになるでしょう。前述の男性のようにやるべきことに集中でき、よりよい治療結果を得ることもできるでしょう。

あなたを支える心強い仲間のつくり方

緑内障はそれこそ何十年も孤独に目薬をさし続ける戦いです。失明という恐怖におびえながら日々目薬をさして、場合によっては手術まで行います。家族も友人も心配してくれますが、どうしても病気の身としては、

「私の気持ちをわかってくれない……」

そう思ってしまう場面があります。

出産の苦しみは産んだ人にしかわかりません。このように、わかる人にしかわからないことがあり、孤立してさびしくなってしまいます。普段では同じ病気の人が集まる場がなかなかないのが現実です。

そういうとき、心強いのが仲間です。仲間がいると治療結果がいいという研究もあります。[11] 治療に対して前向きになれるし、新しい情報も手に入るのです。

緑内障の患者会の一つに緑内障フレンド・ネットワーク（Glaucoma Friend Network／略称GFN）があります。この会は日本で最も大きな患者会です。この会のいい点は仲間をつくることができる交流会の存在です。仲間がどのように治療しているかを知ることで、あなた自身がどうしていいか迷ったときの助けになります。また新しい情報をどんどん手に入れられることです。緑内障の治療はいま急速に進んでいます〈図17参照〉。

一方で、不安になる患者さんの心に付け込んで、怪しい治療や健康食品を勧めてくる業者があります。信じていたのにだまされて傷ついてしまったり、多額のお金をとられてしまったり

図17　患者会「緑内障フレンド・ネットワーク」

「緑内障フレンド・ネットワーク」事務局
（月曜日～金曜日午前10:00～午後4:00）
・電話:03-3272-6971（リョクナイ）
・FAX:03-3272-6972
・メール:info@gfnet.gr.jp

することもあります。

しかし、このような会にいれば実際にそれがどういうものかもわかります。医者は固いことしか言ってくれないので、「医者の知らないいい方法があるのかも」と思いたくなる気持ちもわかります。

そこで、こういう仲間と交流することで、実際にいいものとそうでないものを知ることができるのです。

緑内障フレンド・ネットワークというのは、会員制組織で定期的にお金を払わなければいけないのでもったいないな、と思う人がいます。

しかし、私も会に何度か参加させていただきましたが、すごく刺激的な会です。確かに情報を仕入れたいだけなら、インターネットなどさまざまな方法があります。

けれども、定期的に新しい情報を仕入れるというのは難しいことです。最初の頃は頑張っていても、次第におっくうになって、ついつい、テレビを観たりふだんの忙しさに流されてしまいます。

いつの間にか古い知識になってしまい「最新の目薬があるのに気づかなかった」ということがよくあります。実際、医師もそうならないように定期的に情報を得ている人が多いです。かといって、あなたの主治医がそうであるとは限りません。

また会に所属しているというだけでも、気持ちの面で大きなプラス要素があります。実際にある女性の方はそれまでふさぎ込んでいました。会に所属したけれども遠方でなかなか会合には参加できない。けれども定期的に会報誌が来ることで「自分がおいていかれていない」という実感が持てた、と前向きになり、わずかな視野で生活を楽しんでいらっしゃいます。

第6章

急に「手術しましょう」と言われたらどうしますか

そもそも手術はしないほうがいい

「私は手術と言われていないから関係ない」。そう思ってページを飛ばそうと思ったのならちょっと待ってください。

緑内障の治療をしていくなかで、残念ながら、手術をしなければいけない場面があります。

手術の説明をしておいて、こういうことを言うのもなんですが、「そもそも手術はしないほうがいい」です。なぜならば手術というのは危険もあるので、できればやらないに越したことはありません。

けれども、致し方なく手術をしなければいけない場面というのが出てきます。そして、それが1カ月ほど考える余裕がある場面であればいいのですが、

「近日中に考えてお答えください」
「今日手術をしましょう」

そう言われたらどう思うでしょうか。そう言われたら、とたんに頭が真っ白になり、その後の医者の説明は耳に入りません。

ですから、あなたにはこの本を読んで少しでも知っておいていただきたいのです。

医者はなぜ手術を勧めるのでしょうか。

一つは悪い医者で、儲けたい・手術をしたいという気持ちだけから勧める医者もいますが、ほとんどの医者が勧めるのは「そのほうがあなたのためになるから」という理由です。

ただ、ここでいう「あなたのためになる」というのが問題です。言い換えると「あなたの将来の視野・失明予防のために」ということです。

何を言いたいのかというと、

「医者はあなたの人生そのものの幸せまでは考えるのは難しい」ということです。

いくら生活で苦労しようと、違和感が残ろうと、家族が苦労しようと、その医者からすれば「失明せず・視野が確保できれば成功」です。

「多少の違和感や乱視などは仕方がない」と考えています。

普通、「手術をすれば治る」というのが常識です。盲腸でおなかが痛ければ手術をすればその痛みはなくなります。膝が悪くて歩けないときは膝を治せば歩けるようになります。白内障で見にくくなっている場合も手術をすれば見やすくなって便利になります。

しかし、緑内障の手術に関していうと「眼圧を下げるだけ」なのです。

「失明が１００％防げる」わけでもなく、「見づらいのが見やすくなる」こともありません。

そして何より手術により見づらくなることもあります。それでも「手術は成功した」

と医者が言う手術なのです。

「手術して見えなくなったのに、医者は成功したと言い張っている。やぶ医者だ」

そう思うのも当然のことです。それぐらいこの病気は治療が非常にわかりにくいのです。

治療というのはなるべく危険が少ないほうがいいです。目薬で治療できればそれに越したことはありません。目薬ではどうしても治療がうまくいかない場合にレーザー光線（SLT・ALT）を使うことがあります。レーザー光線であれば入院せずに日帰りで、ものの数分で治療ができます。

治療費用は、手術費等（1万円程度＝1割負担、3万円程度＝3割負担、10万円程度＝保険なし）＋検査・薬剤費・材料費等です。

目の中の水の流れ道にレーザーを当てることで、その流れをよ

図18　手術の成功とは

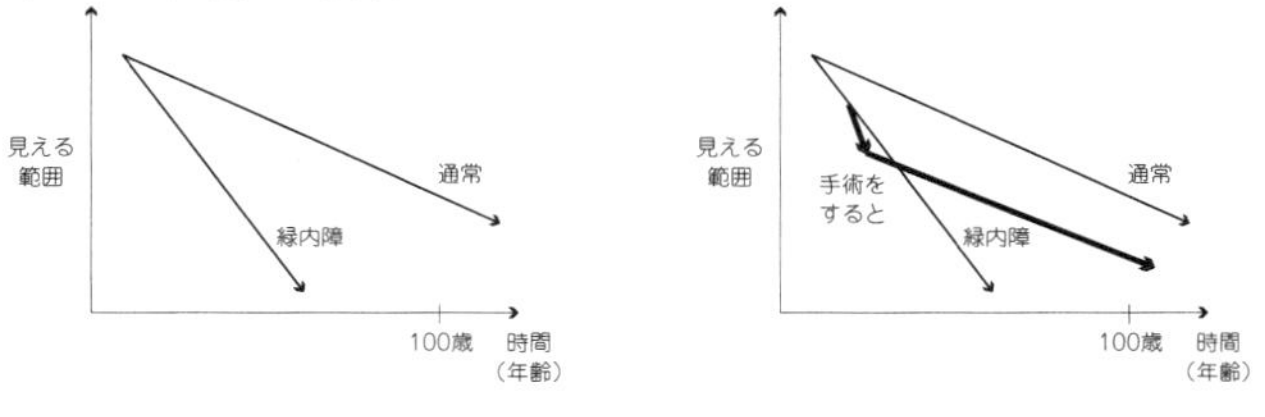

くする、というものです。

レーザーの副作用として炎症があります。特に、何か他の病気から緑内障になった人（糖尿病やブドウ膜炎など）の場合は炎症が強くなってしまうことが多く、使わないこともあります。また、その後の手術へ悪影響がある場合もあります。

レーザーによる治療は効果としては高くなく、また一時的であるということが問題点です。そのため、目薬を決めたとおりになかなかできない人やどうしても薬を減らしたい人にレーザーによる治療をすることが多いです。

緑内障は「眼圧等によって神経にダメージが加わり視野が欠けて失明する」ものです。ですから治療としては、「欠けた視野を回復する」「神経のダメージを回復する」というのが筋ですが、現在その治療法はありません。

そこで、「眼圧を下げることでダメージの量を減らす」ことしかできません〈図18参照〉。眼圧とは血圧のように圧力です。血圧を下げると最初は調子が悪いという人がいます。眼圧も下げすぎることで見づらさを感じることもあります。また何よりも、

図19　手術を例えると

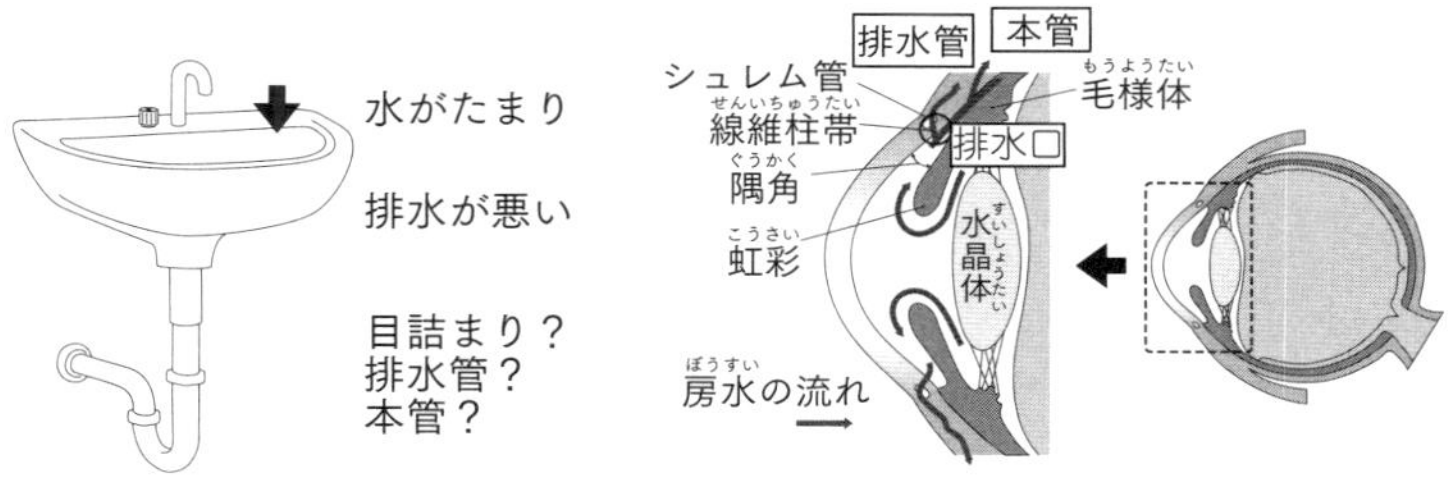

手術という負担が加わるために乱視や見づらさが出てくるのです。

5年間手術効果がある確率はだいたい7割です。いわば成功率7割ということです。これはどんなに優れた医師が行っても7割ということです。

こんな話をすると「手術はしないでおこう」。そう思うかもしれません。それだけ緑内障の手術は不完全な印象であり、満足感を得にくい治療です。にもかかわらず仕方がなく手術せざるを得ないことが多いのです。だからこそ手術の話になるのです。

緑内障の水の流れを洗面台に例えることができます。緑内障は水の流れより排水が悪くて眼圧(目の固さ)が上がります。手術はその流れをよくするものです〈図19参照〉。手術には大きく分けて次の三つの種類があります。

○排水口の網を取ってしまう方法「トラベクロトミー」
○洗面台に穴をあけて本管まで通す方法「トラベクレクトミー」
○洗面台の穴から本管・下水までつなぐ方法「バルベルト手術」

この順番に手術の難易度が上がり、リスクも上がります。代わりに眼圧は下がりやすくなります。トラベクレクトミーという手術が最も行われており、次にトラベクロトミーという手術です。

では、どの手術をするといいのでしょうか。

できれば危険性が少ない手術から行いたいものです。ですからトラベクロトミー→トラベクレクトミー→バルベルト手術と行くのが一つの方法です。しかし、状態が悪くなると、一つ一つ順を追って手術する時間的余裕がないために、先の手術をすることもあります。

手術の失敗？

手術には合併症というものがつきものです。合併症とは薬でいうと副作用のようなものです。薬で副作用が起きることは知られていますし、だからといって「この薬は不良品だ」とは思いません。しかし、手術にも副作用のようなものがあるのです。すごく気持ちはわかるのですが、手術をして何かしらの問題点が出た場合、「副作用」だとはなかなか思えません。合併症のなかにはまれにしか起こらないものもあれば、必ず起こるものもあります。例えば、目のなんとなくの違和感はほとんどの手術で起こります。合併症について知らないと、「手術が失敗したのではないか」「先生が下手だったのではないか」。そう思ってしまいます。

そして、緑内障の手術は他の手術よりも多くの合併症を抱える手術です。もちろん医者が下手で失敗することもあります。しかしそうではないのに、あなたが医者に不信感を持ってしまうと、お互いにとってよいことではありません。

ある方は緑内障の手術を受けて手術は成功していました。眼圧が下がっており、視野の進行も食い止められていました。多少乱視が出ましたが視力も落ちることはありませんでした。

医者は満足して「治療は成功した」、そう思っていました。

しかし、その方は乱視が出たために「手術が失敗した」と思って、その病院には行かなくなりました。せめて他の病院に行けばよかったのですが、医療不信になってしまい、ついにはどこにもかからなくなってしまいました。

緑内障手術は手術して終わりではありません。その後の目薬や細かい治療が必要なものです。結局、その方は３年間全く治療を受けずに視力が下がってきて、その病院は信頼できないからと、新しく私のところにいらっしゃったのでした。

しかし、その手術は成功していました。きちんとしたケアを行っておらず、もう片方の目も悪いのに治療をせずに放置しておいたために悪化したという状態でした。もしこの方が誤解することのないよう手術について知っていれば、よい結果が待っていたかもしれません。

これはとても不幸なことです。ですから、手術や合併症についてよく知っておいてほしいのです。

日本のお家芸手術――トラベクロトミー

トラベクロトミーは排水口の網を取るように、目の玉のなかの水の流れが悪いところを取ってしまう方法です。網を取るというように、水の流れ自体は比較的自然です。そのため安全性が高いです。お子さんや若い人の場合は自然な流れをなるべく生かし

図20　トラベクロトミー（目詰まりを治す）

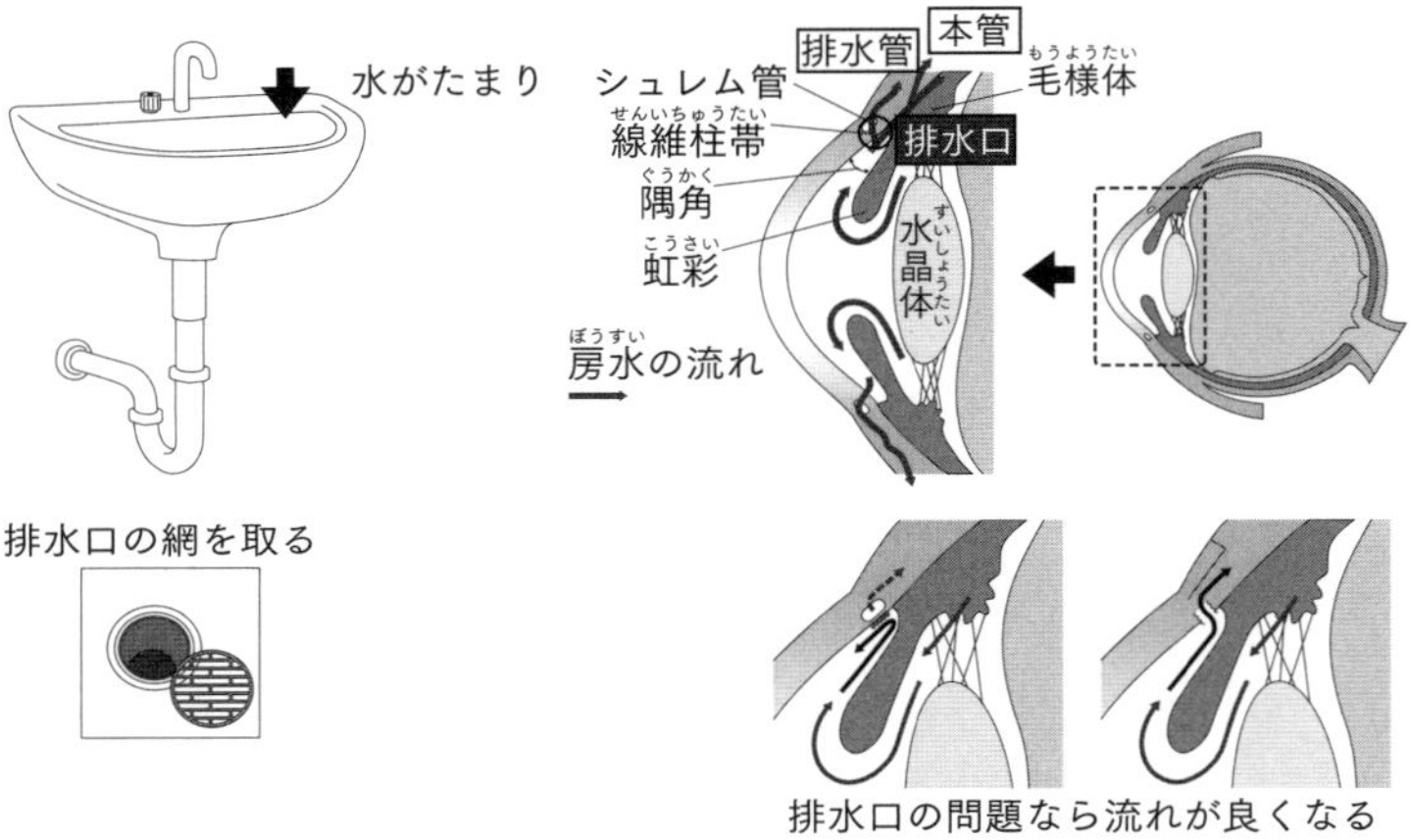

たほうが長期的にみていいため、この方法が取られることがあります〈図20参照〉。
治療費用は、手術費等（2万円程度＝1割負担、6万円程度＝3割負担、20万円程度＝保険なし）＋検査・薬剤費・材料費等です。

効果——やや弱い。眼圧10台後半（18程度）を目標とする

成功率（効果持続）——7割

副作用（合併症）——「出血する」　手術後しばらくはかなり見づらくなってしまいます。

「眼圧の上下」　そのため視野がダメージを受けることもあります。

その他に、「感染症（眼内炎）」目にばい菌が入り悪くなること。「白内障」視力が下がる白内障になる。「視力低下」突然視力が0・1以下になる。などがあります。問題点——この手術は手技が難しいという問題があります。そのため海外ではあまり積極的に行われていません。日本人は比較的器用な人が多いのである程度行われています。

具体的には、局所麻酔で手術を行います。白目を切って白目のところから目の水の通り道（排水口）へとアプローチします。排水口のところを切り取って流れるようにします。問題点としては、白目は透き通って見えないために排水口を正確に切り取れないこともあります。傷口を縫い合わせて終了となります。

最近その危険性を少なくした新治療としてトラベクトームなどが注目されています。トラベクトームについては後で説明します。

基本の手術——トラベクレクトミー

最も一般的な手術です。目に小さい穴をあけて目の玉のなかから白目の皮（結膜）の下へと水の流れをつくるものです。例えるなら洗面台から直接本管へつなぐ管を通すようなものです。ただし穴をつくると人間は自然とその穴をふさごうとしてしまいます。そのため、しばらくすると穴がふさがってしまい効果が持続しにくいことがあります〈図21参照〉。

治療費用は、手術費等（2万5千円程度＝1割負担、7万5千円程度＝3割負担、25万円程度＝保険なし）＋検査・薬剤費・材料費等です。

効果——高い。眼圧12程度やそれ以下を目標とすることも

成功率（効果持続）——7割

副作用（合併症）——「眼圧の下がりすぎ」　思ったより水が流れすぎて眼圧が下がり

図21　トラベクレクトミー（新しい流れをつくる）

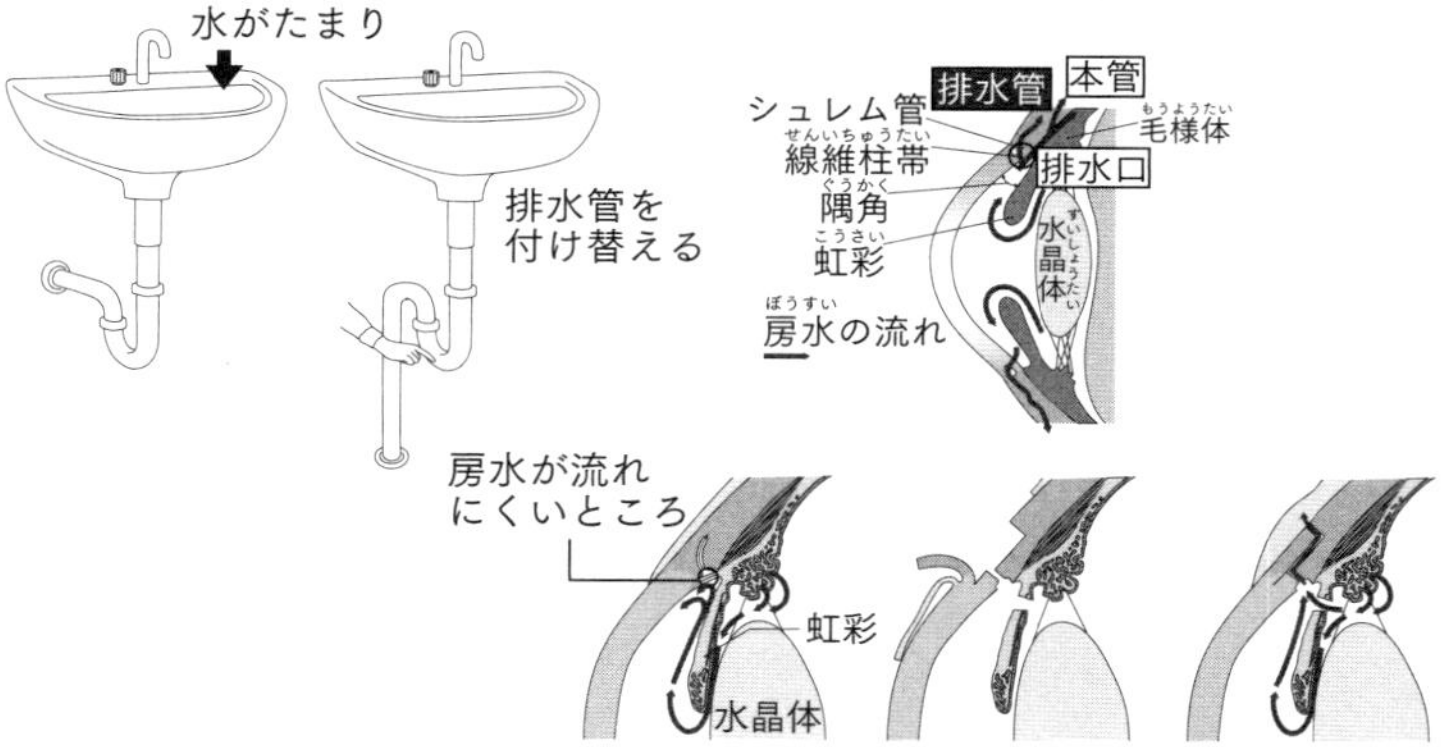

すぎるために、眼球がへこんでしまうことがあります。

「感染症」　穴があくので、ばい菌が入りやすくなります。特にこの危険が大きいです。

「乱視」　穴をあけて縫うという作業をするため、乱視が出やすくなります。

「視力低下」　手術により突然視力が0・1以下になることもあります。

「異物感」　目がゴロゴロしやすくなります。

「コンタクトレンズ困難」　コンタクトレンズはあまり勧められない状態となります。

「出血」　目の出血がでて視力が下がったり、将来出血を取らなければいけなくなったりします。

具体的には、白目を切って排水口から配管に至るところ（線維柱帯）を切り取って直接外へつながるようにします。しかし、それだけだと傷が治ってふさがってしまいます。それを防ぐため抗がん剤の一種を目に塗ってわざと傷を治りにくくします。そして傷口を糸で縫って終了となります。しかし、どのぐらいの量の水が流れていくかを調整するために、その後にレーザーなどで糸を切る必要があります。それ以外に細かい処置を複数回必要とすることがあります。ですから「1回やって終わり」という手術ではありません。

最近では危険性を少なくしたエクスプレス手術などが注目されています。エクスプレス手術については後で説明します。

期待できる新手術

これらの新手術は積極的に導入する施設と様子を見る施設があります。それぞれ言い分があり、積極的な施設は「何でもよいものは早く取り入れたい」という思いがあります。様子を見る施設は「何かあったら困るから周りの様子を見よう」という思いがあります。

そのため新手術を行える施設はある程度限られます。新手術にはいろいろありますが、主なものとしては「トラベクトーム」「エクスプレス」「バルベルト」があります。エクスプレスは行える施設が比較的多いですが、バルベルトとトラベクトームは限られた施設でしかできません。特にトラベクトームは導入に資格が必要なため限られてしまっています。いまその資格者を増やそうと頑張っています。

簡単にまとめると、排水口を取る手術（トラベクロトミー）の副作用（合併症）を減らしたのがトラベクトーム、排水管を変える手術（トラベクレクトミー）の副作用（合併症）を減らしたのがエクスプレス、全く違って効果が高いのがバルベルトです。

○お家芸を簡単に――新手術トラベクトーム

従来の排水口を取る手術（トラベクロトミー）に比較すると、眼圧の下がりがやや弱いですが、それにもましていい点が三つあります。そのため新手術としての期待が高い方法です。

治療費用は、手術費等（2万円程度＝1割負担　6万円程度＝3割負担　20万円程度＝保険なし）＋検査・薬剤費・材料費等です。

(1)　出血が少ない

何よりも出血が少ないということです。それでも処置をしなければいけないほど出血することもありますが、その確率は低くなります。

(2) 思ったところを確実に手術できる

直接見ながら手術をするので、違うところを切るというリスクがほとんどありません。一方で、従来の方法よりやや眼圧の下がりが弱いという弱点があります。

(3) 手術時間が短い

従来のやり方だと多くのところを切って手術をしなければいけませんでしたが、この方法では切る場所を直接見ながら手術できるので、手術時間が非常に短く、10分程度で終わることができます。

ただし、行える施設が非常に少ないということが問題です。これは、この手術をしたい医者が自由に行えるのではなく、トラベクトーム手術の認定を受けないと手術ができないという制度を取っているからです。安全確実に手術ができるというのはいい点ですが、広まりにくいという点が弱点となっています。

○基本の洗練――エクスプレス

排水管ごと取り換える方法（トラベクレクトミー）の新しい方法としてエクスプレスという手術があります〈図22参照〉。この手術法ですと、従来の方法で穴をあけたところにチューブを置いておきます。これまでの手術というのは大きな穴をあけて傷をつくっていました。穴はふさがっていくのですが、一部穴がふさがらずに何とか水の流れを残してくれる。そういう状態を期待しての手術でした。思ったより傷の治りがよいと穴がふさがってしまいました。また傷の治りが悪すぎると穴が大きくあきすぎて水が流れすぎるということがありました。

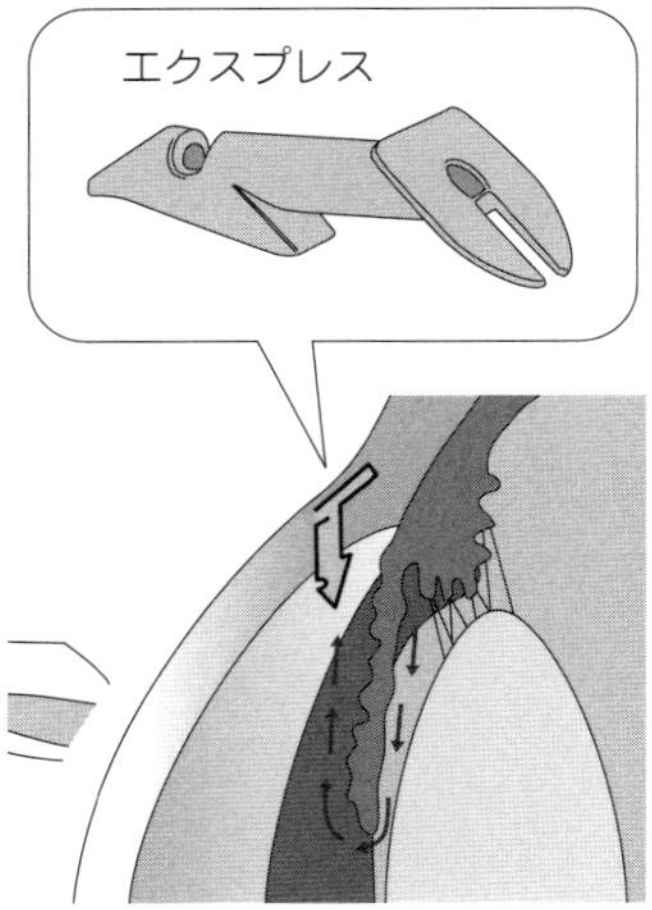

図22　エクスプレス

この方法を使えば一定の大きさの穴を確保することができます。そのため穴がふさがることもありませんし、穴が大きくなりすぎることもありません。傷も小さくなるので出血もしにくくなります。

ただし従来の方法に非常に慣れている術

者にとっては大きく変わらないため、従来どおりの方法を取ることがあります。また、異物を置くというのが将来的に問題になる場合があります。特殊な機材や資格を必要としないので、緑内障手術を行っている多くの施設で行えるようになってきました。

治療費用は、手術費等(3万5千円程度=1割負担、10万5千円程度=3割負担、35万円程度=保険なし)+検査・薬剤費・材料費等です。

○最終兵器新手術――バルベルト(バルベルトインプラント)

緑内障手術の新治療にバルベルト手術というものがあります〈図23参照〉。排水管を取り換えるだけではなく、本管まで取り換えて水を流すようなものです。先ほどの新手術エクスプレスでは非常に小さいチューブを入れるのですが、この手術では長いチューブを入れます。小さいチューブだとその先が詰まってしまうことがありますが、長いチューブであれば詰まりにくくなります。排水管を取り換える(トラベクレクトミー)よりも高い効果が得られます。安全性もやや高いですが、大がかりな手術になるために一般的な手術をしてもダメな場合の最終兵器として残しています。日本では

図23　バルベルト

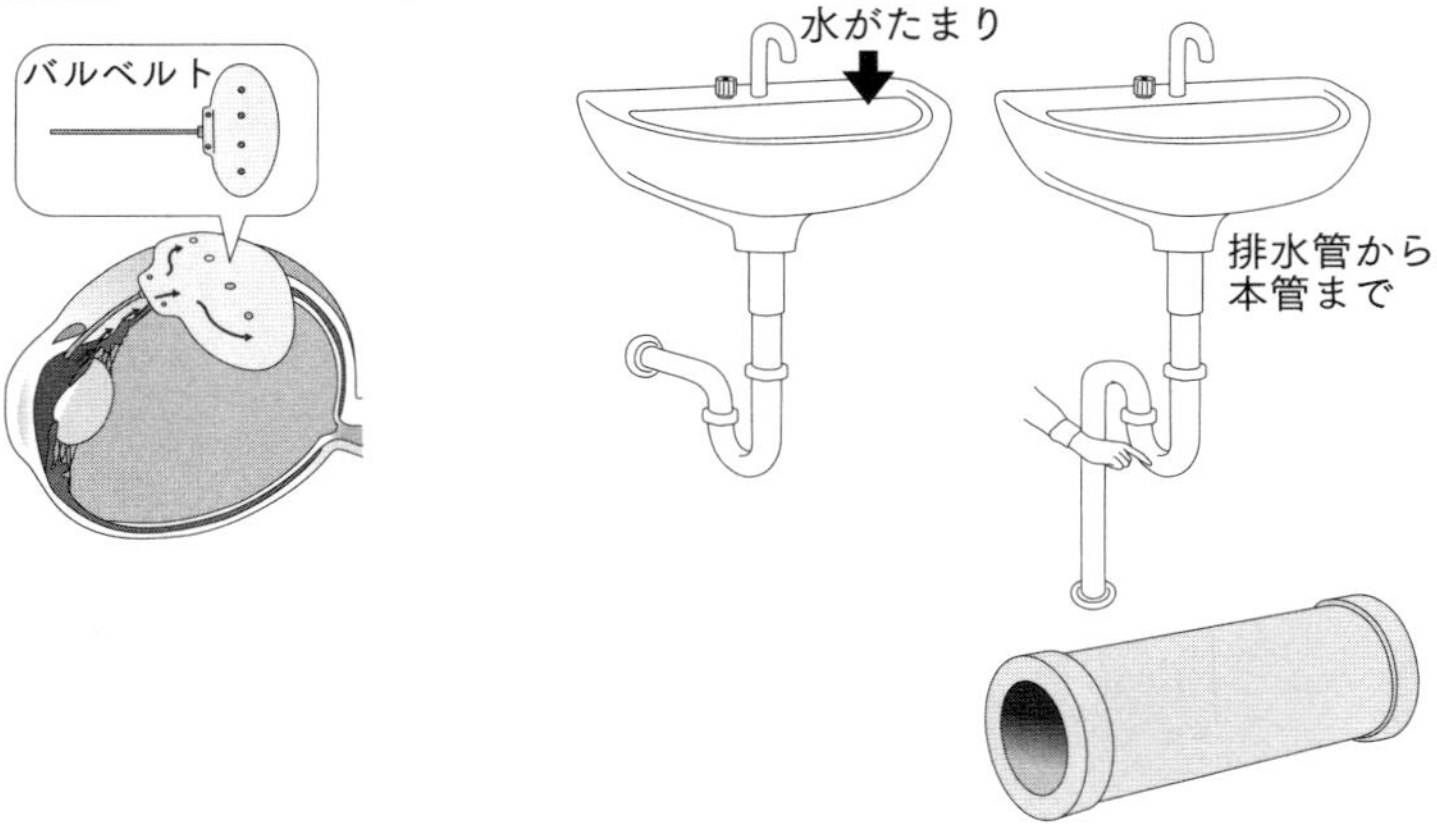

そういう現状ですが、米国ではこちらのほうが一般的になっています。この手術は資格を必要としませんが(届け出は必要です)、大がかりな手術であるため行える施設が限られているという問題点があります。

また、合併症としてトラベクレクトミーと同じように、出血、感染、低眼圧、眼圧が下がらないということが挙げられます。それ以外にもいくつかの合併症があります。

治療費用は、手術費等(4万5千円程度=1割負担、13万5千円程度=3割負担、45万円程度=保険なし)+検査・薬剤費・材料費等です。

しかし何よりいいのは、いままでの手術

でダメだと言われた人に非常に効果的だということです。もう手の施しようがないと言われた人が、この手術をしたことで救われたという例は多くあります。

アーメッドというインプラントはバルベルトインプラントに非常に似ています。この治療法が新しく可能になります。いい点としてはバルベルトインプラントよりも手術が簡便になったということです。

一方でバルベルトインプラントよりも手術の効果が低いという問題点があります。このため、バルベルトするほどではないけれどもある程度眼圧を下げたい。という場合はアーメッドというインプラントを使えます。

緑内障なのに白内障手術を勧められた

白内障を治すことで流れをよくするという方法もあります。しかし、緑内障なのに白内障手術をしましょうと言われるととても不安に思ってしまうものです。

「突然、緑内障だから白内障手術をしましょうと言われました」

そういって意見を聞きにいらっしゃる方がいます。緑内障で緑内障手術をするのではなく白内障手術をしようという話です。その上視力も1・0出ているので見るのに不自由がないとなると、不安になるのも当たり前です〈図24参照〉。

治療費用は、手術費等（1万5千円程度＝1割負担、4万5千円程度＝3割負担、15万円程度＝保険なし）＋検査・薬剤費・材料費等です。

では、なぜ緑内障のときに白内障手術をするのでしょうか。

白内障とは水晶体という目の玉のレンズを取り出して人工のレンズに置き換えるものです。この水晶体は年とともに大きくなり、邪魔になります。そうなると、目の玉

図24　白内障手術

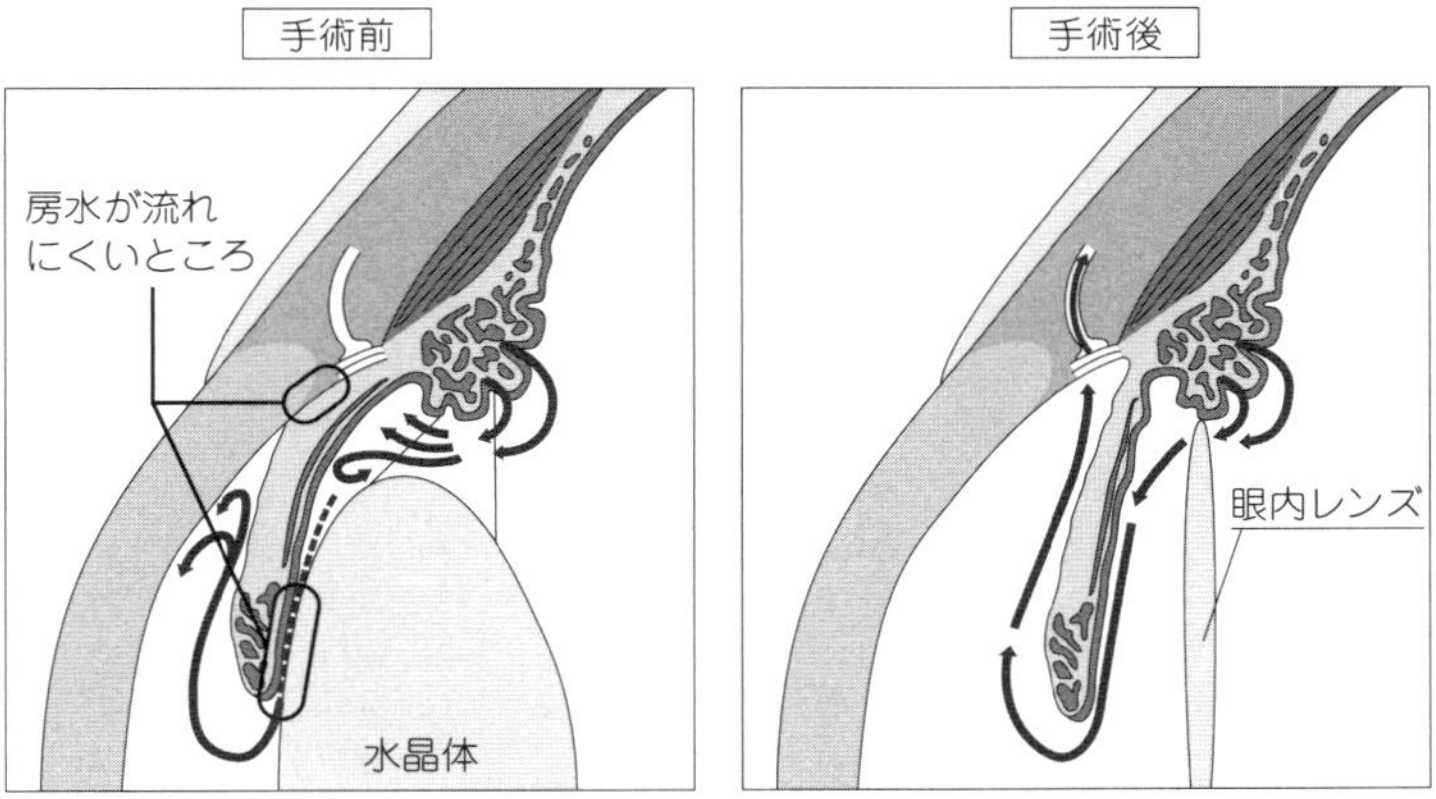

のなかにある水の流れが妨げられて眼圧が上がりやすくなるのです。ですから、そうならないようにレンズを取って薄いレンズに置き換えるわけです。レンズが薄くなるとスペースができるので、水の流れがよくなる。そういうメカニズムです。

緑内障の手術に比べれば効果はわずかですが、眼圧を下げる効果があります。ですから、早めに白内障手術を受けることが眼圧にとっても失明予防にとってもいい効果が表れると考えられるのです。閉塞隅角《へいそくぐうかく》緑内障の場合に特に効果的ですが、開放隅角《かいほうぐうかく》緑内障のときにも効果があるといわれています。このことをきちんと説明されることが少ないので不安になってしまうのです。

【閉塞隅角緑内障の手術治療】

閉塞隅角緑内障の場合、排水口が特殊な形で閉まってしまい、突然眼圧が上昇しその日のうちに手術をしなければいけないことがあります。ですからこの治療は知っておいてください。閉塞隅角緑内障は突然激しい頭痛や視力低下が起こることがあります。

○レーザーで治療する場合（虹彩光凝固術）

レーザー光線で治療を行う場合があります。これは茶目（虹彩《こうさい》）に小さく穴をあけて排水口への流れを何とかつくるという方法です。目薬で麻酔をしてレーザー光線を打ちます。長い時間もかかりません。

合併症（副作用）としては黒目（角膜）のダメージ、穴があいてもまた詰まってしまうなどがあります。レーザーで出血することもあります。

治療費用は、手術費等（1万円程度＝1割負担、2万円程度＝3割負担、7万円程度＝保険なし）＋検査・薬剤費・材料費等です。

○茶目を切る場合（虹彩切開術）

詰まった茶目（虹彩）を切り取って流れをつくるという方法です。手術になるので手術室で行います。短い時間で終わります〈図25参照〉。

合併症（副作用）としては出血、感染症があります。

治療費用は、手術費等（5千円程度＝1割負担、1万5千円程度＝3割負担、5万円程度＝保険なし）＋検査・薬剤費・材料費等です。

その他の方法として先ほど言ったように白内障を治すことで間接的に茶目の詰まりを治すという方法もあります。緑内障の手術はこれら代表的なもの以外にもいくつもの手術があります。

図25　虹彩切開術

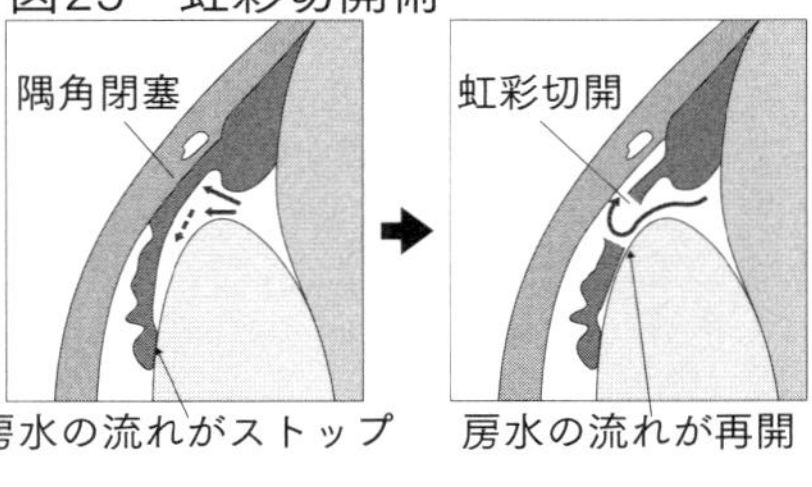

それだけ複雑で選択肢が多いわけです。手術と医者が言ったのだから受ける、と医者任せにすると後悔するので、ぜひよく聞いておきましょう。

新しい手術

○ＭＩＧＳ（低侵襲緑内障手術）

新しい緑内障の手術として、低侵襲緑内障手術という考え方があります。従来の緑内障手術はリスクも大きいので「視野がそれなりにかけてきていて致し方なくやらざるを得ない」という状況にやるものでした。一方で低侵襲緑内障手術は低侵襲です。つまりリスクが小さいわけです。もちろんリスクが小さいから問題ないということではないですが、本当に仕方なくなる前にやる手術」として注目されています。

日本ではまだまだそういう考え方は浸透していませんが、「白内障手術の時についでにやる」という発想です。海外などでは「目薬の本数が減らせればいい」ということで、緑内障が進行していなくても、白内障の手術も時に同時手術をしてしまうというように考えるのです。

いい点としては将来悪化した時に手術をしてあるので、「手術していなかった人」よりは悪化スピードが遅くなることです。はたまた目薬の量を減らせることもあります。悪い点としては手術治療が追加になるので、リスクは小さいとは言ってもあるということです。

ＭＩＧＳとしては

トラベクトーム

iStent（2万8千円程度＝1割負担　8万4千円程度＝3割）

Hydrus Microstent

Cypass

Gold MicroShunt

XEN
InnFocus
ECP
といろいろ種類がありますが、現状日本において保険治療で行えるのはトラベクトームとiStentになります。

将来的にはさらなるMIGSが出てくると希望がもてますが、特に個人的に期待しているのはXEN/InnFocus/ECPです。これらの治療法であればトラベクトームよりも高い眼圧下降が得られる可能性もあります。

では現状はというと
リスク　iStent＜トラベクトーム
効果　iStent＜＜トラベクトーム
というイメージです。そのため、基本的にはトラベクトームを使用することの方がいいわけですが、一方でトラベクトームの場合はできる医師が非常に限られている。できる施設も限られているという問題があります。一方でiStentは簡単な講習を受ければ施行できるというメリットがあるので、お近くの施設で受けることができるでしょう。

○iStent

水の通り道に小さいチューブを入れることで流れをよくするというものです。排水溝のふたを取るのではなくて排水溝に穴をあけるイメージに近いです。そのため眼圧を下げる効果は非常に限定的です。

危険性として出血・眼圧が下がらないことと、異物を入れるためその異物がずれたりするリスクがあります。

■「緑内障がある人の白内障手術」

講演などで話を聞くと「緑内障がある人の白内障手術で気を付けることがあります

か？」と聞かれることがあります。「ずばりあります」

1　緑内障を考えた白内障手術

2　低侵襲緑内障手術を追加するかどうか

1　緑内障を考えた白内障手術

緑内障を考えた白内障手術とはどういうことでしょうか？

緑内障の場合、将来手術をしなければいけないことがあります。そんな時、白内障の手術の仕方によっては「緑内障手術が制限される」、さらには「緑内障手術が失敗しやすくなる」という問題があります。

緑内障手術の時は白目の部分「結膜」が非常に重要になります。できれば結膜に何らかのダメージを与えないで白内障手術をしてもらえると、将来の緑内障治療の時に助かります。

一方で白内障を手術する側としては結膜を切って治療をした方がやりやすい、そういう手術法を好む術者もいます。そのため、「白内障手術を受ける時はどうやるのか、ちゃんとあなたのことを考えてくれているのか？」ということを確認してみると安心です。

2　低侵襲緑内障手術を追加するかどうか

低侵襲緑内障手術が出てきたため、考えておかなければいけないこととして「白内障手術をするときどうするか？」です。

「白内障手術単独にする」のか「緑内障手術を追加しておく」のかということです。白内障単独のほうがもちろんリスクは少ないです。一方で同時にしておくと眼圧が下がり将来の憂いを避けることができるので「白内障手術は関係ない」と思わないことが大切です。

そのことを「知らなかった」となると、あなたは選ぶことができません。もちろんわかった上で白内障単独手術をするのはいいです。

しかし、知らなくて「本当は同時に低侵襲緑内障手術をしたかったのに」と後悔することもあります。

医師がすべて把握していてくれればいいのですが、低侵襲緑内障手術に関しては緑内障の専門医でやっと理解していて、白内障を主に治療している人の場合は「知ってはいるけれども…」とか、「あんまり関係ないでしょう」と昔の考え方でいる医師も多いのです。ですから、せっかく知ったのならば低侵襲緑内障手術を同時に行うかどうかということもよく考えた方がいいのです。

知っておきたい手術後の生活・食事

■感染には要注意

緑内障の手術後は目にばい菌が入りやすくなります。そのため、手術後は目をいじらないように気をつけることが大切です。少なくとも3日は絶対に目を触らないようにしましょう。

しばらくして、土いじりや目に飛び跳ねそうな作業をするときはできる限り防護《ぼうご》メガネをしてください。

土や石がはねて目に入るのを防ぐことが大切です。

普段からもそうなのですが、目薬をさすときは手を洗うようにしてください。手には多くのばい菌が付いていることがあります。

また、目を押すと眼圧に悪い影響があります。もちろん手術後医師の指示でマッサージを行う場合は別ですが、そうでないのに目を押してしまうと変に圧力がかかってしまいます。注意しましょう。

■細かい処置や治療を頑張ろう

手術後に複数回の処置を必要とすることがあります。これは「1回やって終わり」という手術ではないからです。必要に応じてレーザーで糸を切ったり、縫わなければいけなかったりします。目に空気を入れたり、眼帯をしたりさまざまな処置がその場面ごとに必要となります。

「手術後にいろいろな処置をするけど、失敗したのかな」と心配することはありません。そういう処置を元から見込んだ手術なのです。ですから、心配せずに処置を続けて受けましょう。

そして手術後は細かく定期的な診察を必要とします。最初は週に1～2回の診察を必要としますが、徐々にそれが伸びていきます。その治療の時期を逃すと手術の結果が悪くなることもあるので、忙しくても診察はきっちり受けるようにしましょう。

■手術後の洗顔・洗髪のタイミングは医者に相談

手術後に顔や髪を洗うタイミングは非常にまちまちです。

大体の目安としては3日したらお風呂に入れて、1週間したら顔も髪も洗える、というのが目安になります。

しかし、眼圧が極端に低い場合などは目安どおりにはいかないので、洗顔や洗髪についてどうすればいいのかよく聞いてください。

医者は治療に専念するあまり、そういう指示を忘れてしまうこともあるので、一声かけてください。医者に言いづらい場合は、看護師さんに聞くと答えてくれると思います。

■食事制限やものを見る制限はない

手術後だからといって食べてはいけない食べ物はありません。また見ることに対する制限もありません。目を使うと悪くなって手術後の経過がよくないのでは、などと考えなくていいです。しかし、手術後しばらくは見づらいことがあります。そのときに頑張って見ようとすると疲れてしまうので、疲れない程度にほどほどにすることが大切です。

何のために治療をしているのか

治療の本当の目的とはなんでしょうか。緑内障治療は何のためにしているのでしょうか。

「失明しないため」

です。

では、なぜ失明しないために治療しているのでしょうか。

あなたの人生をよりよくするためです。

治療に専念してしまうとついついこのことを忘れてしまいます。治療に没頭してしまい緑内障のことが頭から離れずに毎日を楽しめないとしたらその治療に意味があるとはいえません。

家族が苦しみをわかってくれないからといって、家族にあたってしまうことがあります。最初は仕方がないでしょうが、それで家族関係が悪くなってしまっては意味がありません。

感謝の気持ちを忘れてはならない
感謝の心があってはじめて
物を大切にする気持ちも
人に対する謙虚さも
生きる喜びも

生まれてくる

松下幸之助

いつも感謝の心を忘れない人がいます。家族にも、職員にも、友人にも誰にでも感謝の心を忘れません。そういう人には自然と人が集まってきます。

感謝というのは意識的にしないとできません。私もついつい忘れてしまいます。病気で苦しんでいて、つらそうにしてはいますが、だからといって感謝を忘れない。そういう方こそ病気の治りがいいのも事実です。治療をしていくなかで多く関わる家族・友人・仲間への感謝を忘れないようにしたいものです。

私もこういう形であなたと出会えたこと、そして診療を支えてくれる多くの人に感謝していきたいと思います。

おわりに

前回の書籍を読んで多くの人がより良い治療をしてくれるようになりました。結果として病気を知って早期発見・早期治療にもつながりました。以前は緑内障の特集となるとなかなかメディアではなかったのですが、テレビ・ラジオ・新聞・雑誌など多くのところで緑内障について特集を組んでくれました。

実際に視聴率が上がったり、雑誌の売り上げが上がったりなど効果が高いということを聞きます。それだけ緑内障というのは深刻であり、多くの人が興味を持ってくれる内容だなと感じます。

これは実は緑内障患者会（緑内障フレンド・ネットワーク）の方々の力が大きいです。実体験がある方にテレビや雑誌で語っていただくことで、新しく気づく人が増える。結果として緑内障に対する国や医師の対応も以前より良くなってきました。

ここまで読んだあなたならわかると思いますが、緑内障は正直わかりにくい病気です。一回読んでも頭に入らない。全部は理解できない。それでいいのです。

実際、私の元には北海道から九州まで（沖縄からはいまだにいらっしゃいませんが）全国から患者さんがいらっしゃいます。

しかし書籍を読んできた患者さんは「医師に説明を聞いただけ」の人よりはるかに理解がよくて、治療の変更や説明により深い話をすることができます。「医師の説明を聞いただけ」の人だと、どうしても基本的な話で外来は終わってしまいます。「インターネットで調べただけの人」は深い知識を持っていることが多いです。

インターネットはより詳しい情報もあります。しかし、ばらばらの知識であるため誤解されている人が多く、また不確かな情報も多いため混乱している人が多いです。

「書籍を読んでからインターネットで調べている人」は深くかつ広い理解があり治療がスムーズになります。

ですから、全部はわからなくても、ざっと読むことで十分なのです。

以前の書籍を出したときは埼玉県で勤務していましたが、「緑内障の中心的な医療を多くの人に行いたい」という思いから、現在は東京都江戸川区にある二本松眼科病院という眼科専門の病院にて治療を行っています。

緑内障治療で有名な植田俊彦医師と、トップレベルの緑内障センターとして機能できるぐらいの緑内障施設を形作っています。

そのため本当に多くの方に来ていただいておりますが、問題もあります。そこに多くの方が来るために、待ち時間も大量に発生しています。飛行機や新幹線でいらっしゃり、泊りで定期的に受診されている方も多いです。

私はできれば緑内障治療は近くで受ける方がいいと思っています。地元でトップレベルに近い医療を受けられないか。という思いがあり、自分で知ってより良い治療を受けられるようにと書籍を作りました。

最後までお読みいただき、ありがとうございました。

平松　類

2018年6月

緑内障手術の合併症一覧

【トラベクロトミー合併症】

○出血

これは１００％起こります。手術は目の玉の水の流れる排水口を切り取るものです。そのため切り取ったところから出血してしまいます。軽い場合はしばらくの視力低下ですみ、出血した血液は自然に吸収していきます。しかし、出血が多い場合は出血した血液を取る手術を追加しなくてはいけません。

○感染

０・１％程度の確率ですが目にばい菌が入ってしまうことがあります。そうなると、目の玉のなかにうみがたまり追加手術や視力低下をまねいてしまうことがあり、失明の危険もあります。

○角膜内《かくまくない》皮《ひ》損傷《そんしょう》

目の黒目は角膜といいます。その一部がダメージを受けて黒目が白くなってしまうことがあります。将来的に角膜移植といって、亡くなった方から角膜をもらって移植手術をすることが必要になる場合があります。

○眼圧の上下

手術後一時的に眼圧が上がることがあります。それにより、むしろ視野が悪くなってしまうこともあり得ます。あまりにも眼圧の上がり方が大きい場合はいろいろな処置を必要とすることがあります。

○眼圧が下がらない

手術をしても100%眼圧が下がるわけではありません。だいたい70%[12]の人が5年間効果を発揮しています。しかし、残り30%くらいの人は手術の効果がないことがあります。

【トラベクレクトミー合併症[13]】

○こまめな処置が必要

トラベクレクトミー手術は、手術をして終わりというタイプの手術ではありません。

手術後すぐにはその効果はほとんどなく、レーザーなどで糸を一本一本切っていくような処置が必要になります。その他にハリで処置するなど、度重なる処置が必要になります。手術をした後もいろいろな処置が行われるので、「失敗したのかな?」と心配する人が多いのですが、問題があるわけでなく、ほぼ100%このような処置が必要になる手術だと思って心配しないでください。

○出血

虹彩《こうさい》という茶目の部分を切るので100%出血します。軽い場合は出血した血液が自然と吸収されていきますが、出血がひきにくい場合は出血した血液を取る手術が必要なこともあります。自然と吸収するにも多くの時間がかかる場合があり、その場合は視力がなかなか出ないので心配になってしまいます。また、時間がたってから出血することが1・1~2・4%にあるといわれています[14,15]。

○感染

この手術の一番の問題点といわれています。手術は目の玉のなかから外へ流れる水の流れをつくります。逆にいうと外から内側に入ることもできるわけです。そのため、そこからばい菌が入り感染することがあります。ひとたびばい菌が入ると抗生物質を使ったり、追加の手術をしたり、失明する危険さえあります。手術後すぐだけでなく、一生この危険性があります。危険性としては1・5％程度といわれています。[16]

○乱視

この手術は白目を切ってそして縫うという作業をします。眼圧を元より低くするために、多少目のゆがみが出てしまうので乱視になりやすいです。その場合は眼鏡で補正することになります。

○不自然な流れによる不調

この手術は目の玉の中から水を出すのですが、白目のほうに水を流していきます。水がちょっと流れているだけなら異物感もないのですが、白目に水が流れすぎて白目が膨れてくることはよくあります。そのため不調を感じたりしますし、コンタクトレンズは一般的に使えない状態となります。それはコンタクトレンズによりその水たまりを壊してしまうことがあるからです。状態によっては使うことができますので、そこは医師と相談してください。何よりなんとなく不調という感じが出やすいです。

○低眼圧

眼圧を下げたいのですが下げすぎてしまうと目の形がよい状態に保たれなくなってしまうのです。目の固さが下がりすぎてしまう状態は10％にみられるといわれています。こうなると目がしぼんだような状態なので見づらくなってしまいます。そのため長くこの状態が続くようだと、一針縫ったりする処置を必要とすることがあります。

○黒目（角膜）のダメージ・むくみ

手術の影響で黒目（角膜）がダメージを受けます。場合によっては黒目がむくんでしまい、視力低下の原因となります。むくみは3％程度に起きるといわれています。

○水漏れ

手術で水の流れをつくった後、水は目の玉の裏へ流れるようにするのですが、目の玉から直接外へ流れるようになってしまうことがあります。こうなるとさらに縫ったりして、しばらく眼帯で過ごす必要がでてきます。11％程度起こるといわれています。

○まぶたが下がる

10％の人はまぶたが下がってしまいます。まぶたを広げて手術をする影響と、まぶたの所に水の流れをつくるため異物感により下がってくるということがあります。

○悪性緑内障

目の玉のなかの水を抜くと目の前の部分から水が抜けてしまいます。あまりにも抜けてしまうと茶目と黒目が引っ付いて水の流れをむしろ阻害してしまい、眼圧が高くなることがあります。そうなると、いろいろな治療が必要となります。

○ドライアイ

手術をすると目の表面の涙の状態が通常とは違ってしまいます。そのため、目が乾くような状態、つまりドライアイとなってしまいます。もともと緑内障の目薬をさすことで目の表面が傷つきやすくなっているので、なおさらドライアイが起こりやすくなります。目が乾く、ごろごろする、疲れるなどの症状を引き起こすので、そのための目薬や治療が必要となります。

○白内障

白内障手術をしていない目の場合は水の流れが不自然になるために白内障になってしまうことがあります。白内障になると視力が下がるのでその手術が必要になります。

【バルベルト合併症[17]】

○眼圧が下がらない

いくら最終的な手術であるバルベルト手術といえども100%成功するわけではありません。5年間効果をあげる確率は70%程度といわれています。ですから、手術をしても眼圧が下がらないことがあり、その場合は追加の手術またはほかの手術を必要とします。

○眼圧が下がりすぎる

思ったより眼圧が下がりすぎてしまうと処置が必要になったり、それにより視力が下がったりすることがあります。

○感染症

ばい菌が目に入る可能性があります。

○出血

出血により視力が下がることがあります。出血した血液は自然と吸収されることもありますが、その出血を取る手術まで必要になることもあります。

○黒目（角膜）のダメージ

手術により黒目（角膜）がダメージを受けて、黒目が将来白くなるという可能性があります。そうなると黒目の手術（角膜移植など）を必要とすることもあります。

○眼球運動障害・斜視

大きな異物を目の周りにおいてくるので目の動きが悪くなります。そのため物が二つに見えるということが起きることがあります。

○チューブ露出

目のチューブが表面へ出てきて異物感が生じたり、それをもう一度戻すための手術を必要とすることがあります。

○網膜の変化（網膜剥離《もうまくはくり》・硝子体《しょうしたい》出血など）

目の奥に入れる場合に特に起こりますが、網膜剥離や出血など目の奥の病気を引き起こすことがあります。

○チューブがつまる

水が流れるチューブをつくるのですがそこが詰まってしまい追加の処置が必要にな

ることがあります。

○乱視

異物を置いて縫ってくるので、それによって乱視が出ることがあります。

○まぶたが下がる

（前述）

○悪性緑内障

（前述）

○ドライアイ

（前述）

【エクスプレス特有の合併症】

エクスプレスはトラベクレクトミーと同様の危険がありますが、それ以外に次のような危険があります。

○チューブによるMRIの問題

現在日本で行われているMRI（磁気共鳴画像診断）検査では問題ありませんが、将来MRIが発達したときには、チューブが金属のために検査によってチューブが動いてしまう可能性があります。

○思ったより流れない

従来の手術は大きい穴をつくって治っていく過程で小さな穴が残るというものでした。この手術は小さな穴をしっかり確実につくるというものです。確実にはできるのですが本当に小さいものなので茶目（虹彩）や手術のときに出た炎症物質やその他かすがたまって水が流れなくなってしまうことがあります。

○位置がずれる

入れたチューブの位置がずれてとらなければいけなかったり、位置をずらさなければいけないことがあります。

参考文献

1 Malihi et al.Long-Term Trends in Glaucoma-Related Blindness in Olmsted County, Minnesota. Ophthalmology 2014;121(1):134-141 にて98%. 厚生労働省　平成18年身体障害児・者実態調査結果より身体障害者1級の視覚障害(失明)は11万人、緑内障が20・9%で約2万人、緑内障患者数(潜在を含む)は３００万人であり、きちんと治療していれば失明確率は1%未満となる。

2 植田俊彦、笹元威宏、平松類、南條美智子、大石玲児。緑内障における患者教育が眼圧下降とその維持に及ぼす影響。あたらしい眼科 2011;28(10):1491-1494

3 Henry K. Beecher "THE POWERFUL PLACEBO" Journal of the American Medical Association 1955;159:1602-1606

4 Ohguro H et al. Two-year randomized, placebo-controlled study of black currant anthocyanins on visual field in glaucoma. Ophthalmologica 2012;228(1) :26-35

5 Grover AK et al. Antioxidants and vision health: facts and fiction. Moll Cell Biochem 2014 :388(1-2);173-183

6 Myers RA et al. Identification of native catechin fatty acid esters in green tea. J Agric Food Chem

2013;61(47):11484-11493
7 Yoto A et al. Effects of L-theanine or caffeine intake on changes in blood pressure under physical and psychological stresses. J Physiol Anthropol 2012 29;31:28. doi: 10.1186/1880-6805-31-28
8 平松類、中西孝子、竹中康子、植田俊彦、友安幸子、池谷幸信、嶋田努、油田正樹、安原一、小出良平 テアニン投与による高酸素負荷ラット網膜血管新生への影響　日本眼科学会雑誌2008; 112(8):669-673
9 後藤英樹『目の疲れがとれる！　Dr.後藤のかんたん「温めストレッチ」』かんき出版
10 Fujikado T et al. Testing of semichronically implanted retinal prosthesis by suprachoroidal-transretinal stimulation in patients with retinitis pigmentosa. Invest Ophthalmol Vis Sci 2011 ;52(7):4726-4733
11 Kulik JA et al. Social comparison and affiliation under threat: effects on recovery from major surgery. J Pers Soc Psyshol 1996 ;71(5):967-979
12 Tanihara H et al.Surgical effects of trabeculotomy ab externo on adult eyes with primary open angle glaucoma and pseudoexfoliation syndrome.Arch Ophthalmol 1993 ;111(12):1653-1661
13 Tarek M Sharrawy et al. Glaucoma Volume two surgical management:Saunders
14 Jeganathan Vs et al. Risk factors for delayed suprachoroidal haemorrhage following glaucoma surgery. Br J

Ophthalmol 2008 ;92(10): 1393-1396
15 Tuli SS et al. Delayed suprachoroidal haemorrhage after glaucoma filtration procedures.Ophthalmology 2001;108(10):1808-1811
16 Yamamoto T et al. Interim clinical outcomes in the collaborative bleb-related infection incidence and treatment study. Ophthalmology 2011 118(3) :453-458
17『緑内障チューブシャント手術のすべて』MEDICAL VIEW　緑内障チューブの会：千原悦夫
その他参考：植田俊彦、平松類、禅野誠、小出良平。経毛様体扁平部Baerveldt緑内障インプラントの長期成績、日本眼科学会雑誌115(7) 581-588,2011

【プロフィール】

著者：平松 類（ひらまつ るい）

二本松眼科病院医師。昭和大学兼任講師・三友堂病院非常勤。医学博士・眼科専門医。緑内障手術トラベクトーム指導医。

「緑内障神業手術」として新聞にて紹介、「日本の名医５０人」にも選ばれ・「名医はこの人ブラックジャックを探せ」でも紹介される。NHK「おはよう日本」「あさイチ」「ニュースシブ５時」「ニュースウォッチ９」出演、民放各局「名医のTHE太鼓判」「主治医の見つかる診療所」「ジョブチューン」など出演多数。テレビのみならず、雑誌新聞でも紹介・解説を行う。愛知県田原市出身。

監修：植田 俊彦（うえだ としひこ）

昭和大学准教授を経て、二本松眼科病院副院長。医学博士、眼科専門医。眼科医の手術レベルアップのために「チューブの会世話人」「トラベクトーム手術研究会世話人」を務めるかたわら、若い眼科医の指導に当たる。緑内障治療の第一人者として全国で医師に向けた講演会も行っている。東京都緑内障談話会世話人、日本眼薬理学会評議員。

改訂新版《かいていしんぱん》　緑内障《りょくないしょう》の最新治療《さいしんちりょう》――これで失明《しつめい》は防《ふせ》げる

2014年10月10日　初版発行
2018年 8 月10日　改訂新版　初版発行

著　者：平松 類
発行者：松永 努
発行所：株式会社時事通信出版局
発　売：株式会社時事通信社
〒104-8178　東京都中央区銀座5-15-8
☎03（5565）2155　http://book.jiji.com/

印刷／製本　図書印刷株式会社

ISBN978-4-7887-1581-3　C0077 Printed in Japan